近視・白内障は10分でなおせる

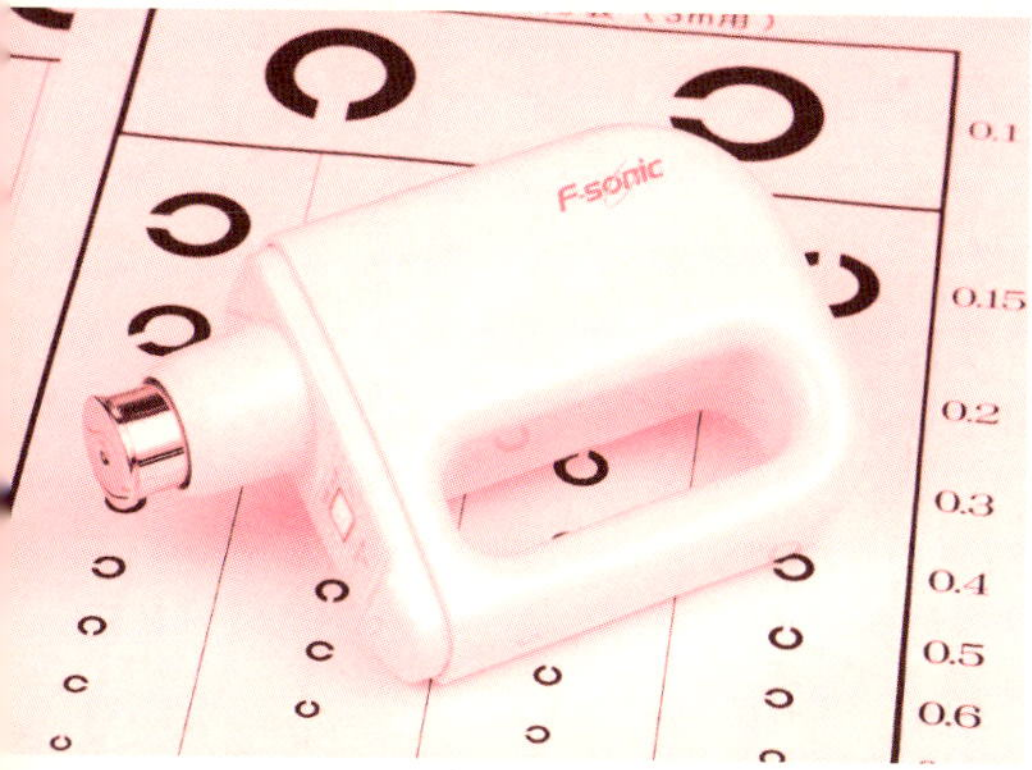

田井小児科・眼科・心療内科院長
田井千津子・監修

はじめに

あきらめてはいけません！　視力は回復します

日本におけるメガネ、コンタクトの使用人口は延べ八九〇〇万人ともいわれています。先般、オーストラリアの研究機関が二〇五〇年には世界の人口の約半数が近視になると予測し、ＷＨＯ（世界保健機関）ではスマホなどのゲームのやりすぎで日常生活に支障をきたす「ゲーム依存症」を疾患として新たに認定しました。

日本においては、毎年行われる学校保健統計調査を集計（Ｐ15参照）してから過去最悪の記録を更新中という不名誉な結果に至っています。

ＬＥＤの急激な普及により、ライフスタイル・視生活のリズムが大きく変化したのが、原因の一つと考えられています。一方、スマホ、パソコン、大画面テレビ等を直視する生活習慣が世界的に広がり、ブルーライト、ドライアイ、スマホ老眼、スマホネック（ストレートネック）、眼精疲労、肩こり、偏頭痛等新種の病状が次々と発生するという深刻な状況に陥っています。

また、老眼は三〇代から始まり、八〇代のほぼ一〇〇％の人に発生する水晶体が濁ってしまう白内障は、年間一五〇万人の方が人工レンズ（眼内レンズ）を入れています。失明原因のトップにくる緑内障は二〇〇種類以上が発見されています。

世界の研究者たちは、近視の増加が社会問題として表面化した五〇年も前から薬物療法や訓練方法などの理学療法の研究を始めてきました。

なぜ、視力は最悪のデータを更新しているのでしょうか。それは、私たち日本人が視力低下についてあまりにも関心が薄く、また眼と脳の関係に関しても十分な知識がないからかもしれません。

眼の前の物体を見ているのは眼ではなく、実は脳との共同作業で映像として見ているのです。また、近視や遠視など眼そのものの病気があると、ときとして身体の異変を眼の不調が教えてくれることもあるのです。眼に関する知識を怠ると、最悪のケースは失明や死につながることもないとはいえません。

本書は、そうした眼に関する正しい知識を解説するとともに、どうしたら眼をもとの健康状態に戻すことができるかを紹介した一冊です。読者の皆様の視力回復の一助になればこの上ない喜びであります。

健康改善研究所

近視・白内障は10分でなおせる!

もくじ

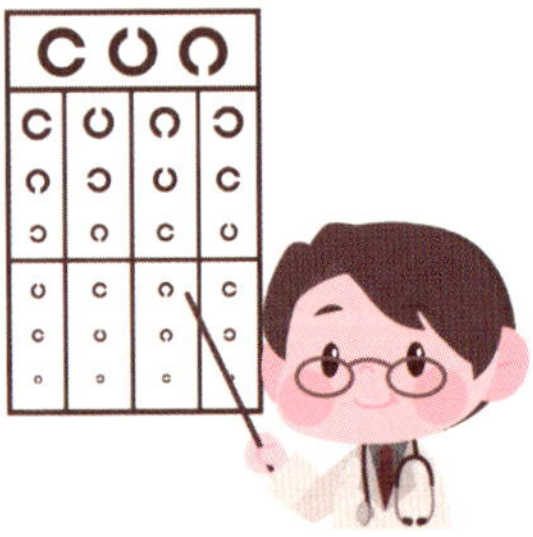

CONTENTS

◆知らないと危険！　眼の病気とその症状

CONTENTS

第5章 フタワソニックの驚異の効用

CONTENTS

企画・制作／株式会社東京出版企画
編集協力／オフィス・スリー・ハーツ
本文＆カバーデザイン／松下隆治
本文ＤＴＰ／株式会社公栄社

第1章

眼は健康のバロメーター

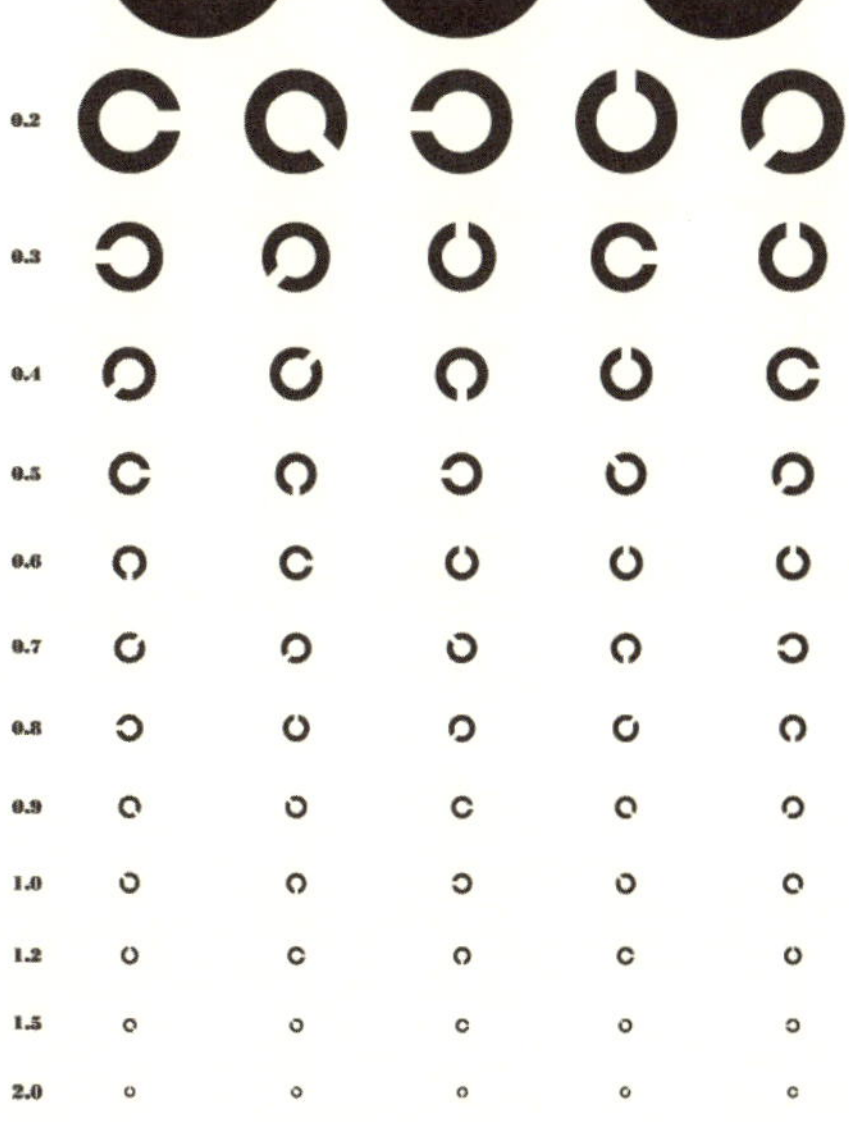

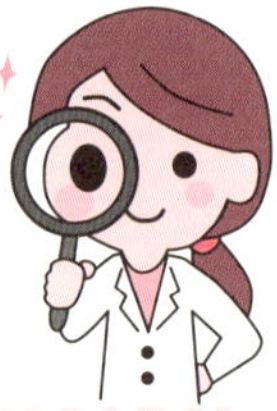

深刻な問題になっている子どもの視力低下

▽子どもの視力は過去最悪の状態

文部科学省が毎年発表している二〇一六年度の「学校保健統計調査」によると、三〇年前（一九八六年）の親の世代と比較した場合、身長では、最も差がある年齢は、男子では一二歳で約二・三センチ、女子では一〇歳で一・三センチと高くなっています。体重でも同様なことがいえ、最も差がある年齢は男子では一二歳で一・八キロ、女子では一一歳で〇・八キロと、ともに増加傾向にあることが示されています。

この調査では子どもたちの成長度合いが順調に伸びているように感じられ、安心してしまいがちですが、実は現代の生活環境からくる恐ろしい数字が潜んでいたのです。それは、**子どもたちの体格が年々よくなっていくのに反比例して視力のほうは、ここ数年間で急激に低下してきている**という事実なのです。

最近では、小学校の低学年頃からメガネをかけはじめる子どもが増えているようですが、二〇一六年度調査の結果によると、裸眼視力一・〇未満の子ども

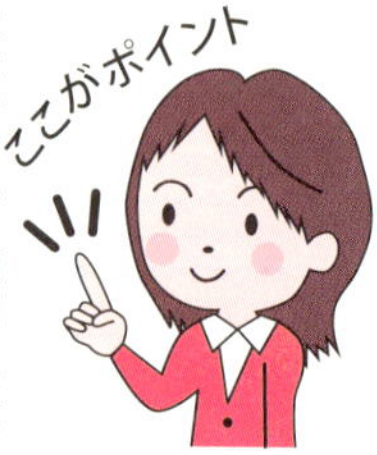

体重や身長は順調に推移していますが、近視は年々悪化の傾向にあります。とくに高校性の近視率の高さには驚かせられます。

裸眼視力1.0未満の者の割合の推移

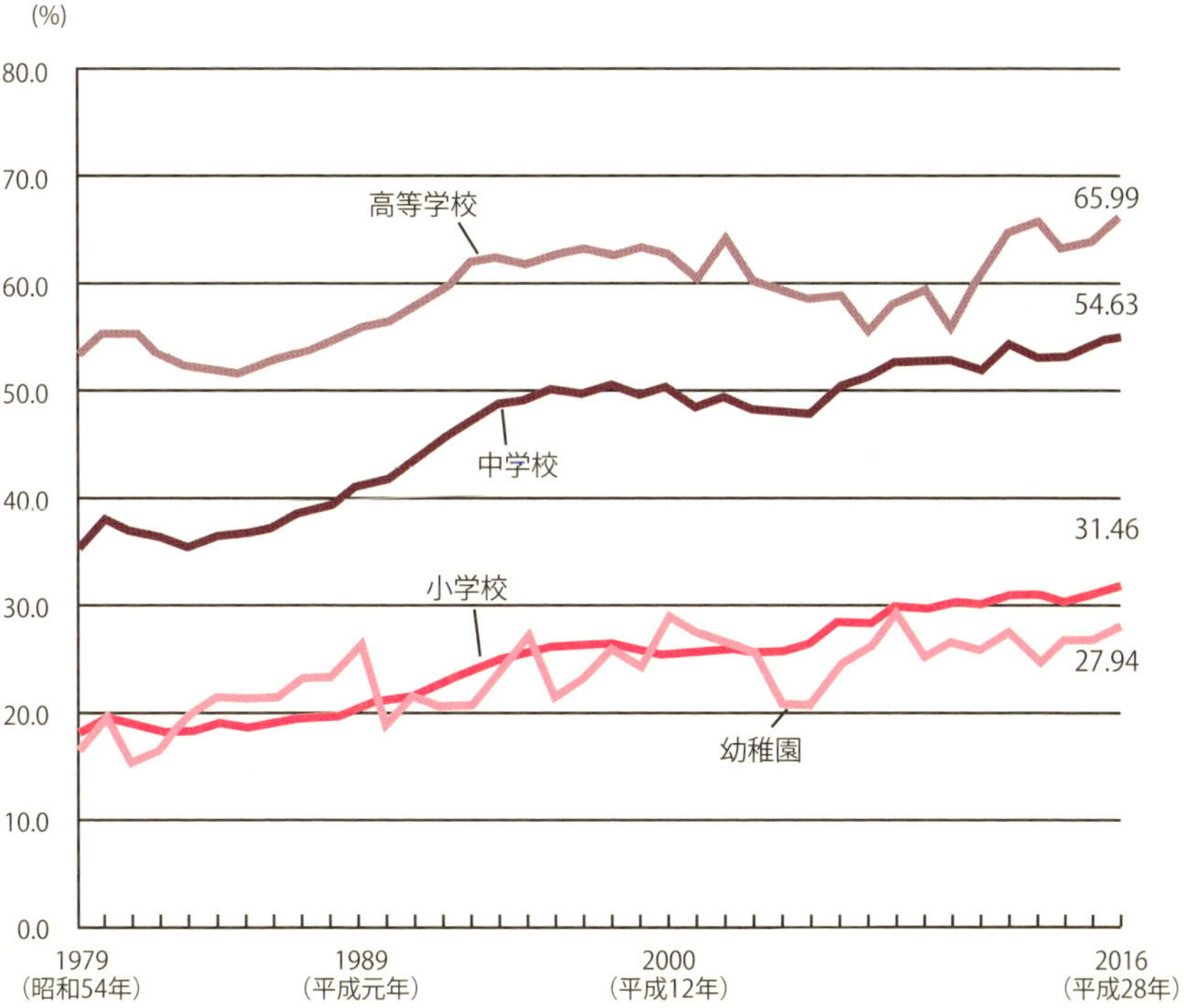

出典：2016 年度「学校保健統計調査」（文部科学省）より

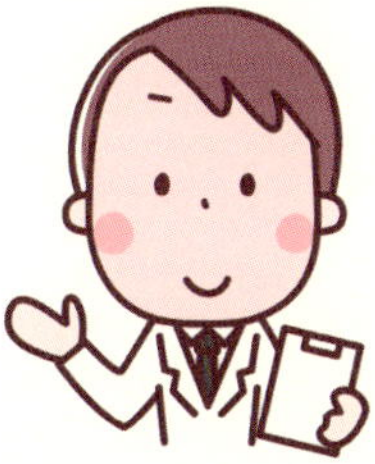

上のグラフから
裸眼1.0未満の割合は
悪化の傾向にあります

は小学校で三一・四%、中学校では約半数を超える五四・六%、高校に至っては六五・九%と、実に高校生は三人に二人がメガネをかけている計算になります。まさに子どもの視力低下は、ますます深刻な問題になりつつあるといってもいいでしょう。

また、視力低下によって生み出される弊害も大きな問題です。現在では、視力低下による弊害が肉体的なものだけに留まらず、精神的なものにまで及んできました。

従来のように「視力が落ちたらメガネをかければいい」という安易な考えだけでは、もはや解決することはできません。視力低下は深刻な問題であると認識したうえで、早急になんらかの手を打たなくてはならない時期にさしかかってきているのです。

▽視力急低下の主な要因はスマホやテレビゲーム

一九八〇年代に入ってピークを迎えた子どもの視力悪化も、その後はいったん落ちつきを取り戻し、改善するかのように見えました。しかし、一九八六年になって再び悪化の兆しが現れてきたのです。しかも、その傾向は年を追うごとに強まり、毎年過去最悪を更新する状況が続いています。

このように視力が急低下してきた要因としては、いくつか考えることができ

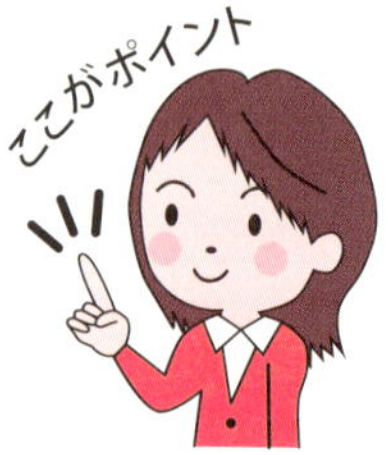

視力の低下は肉体的な弊害が出るのはもちろんですが、ストレスなど精神的な弊害も出てくることを知っておきましょう。

ますが、なかでも一九八五年頃から急速に普及しはじめた家庭用テレビゲーム機がその契機となり、さらにはスマホの普及が子どもの視力悪化の要因の一つではないかと考えられています。

なぜ、テレビゲームやスマホが視力悪化の要因になるのでしょうか。

それは画面そのものが大変眼に悪い影響を及ぼすからです。テレビやスマホの画面を長時間見つめていますと、知らずに視野が狭くなってしまい、眼の中の筋肉が異常緊張を引き起こし近視を発生させる原因にもなるからです。

大人でも長時間にわたってテレビを見ていると、眼が疲れるものです。テレビゲームやスマホは画面に近づいて眼の激しい視点移動を繰り返し行いますから、どうしても眼精疲労や肩こりの原因になりやすく、普通にテレビを見る以上に視力低下を招きやすいのです。

また、いったんゲームやスマホにこりだすとつい夢中になってしまい、前かがみの姿勢のままで画面を直視し、数時間を過ごしてしまいがちです。これは眼が正座している状態と同じで、非常に危険な行為なのです。

テレビゲームをする場合は、画面から七〇センチ以上離れ、最高でも30分ゲームをしたら、15分は休憩するように心がけましょう。

もう一つ視力急低下の要因として考えられるのが、パソコンの普及により、オフィス・オートメーション（ＯＡ）化による職業病です。これはＯＡ病とも

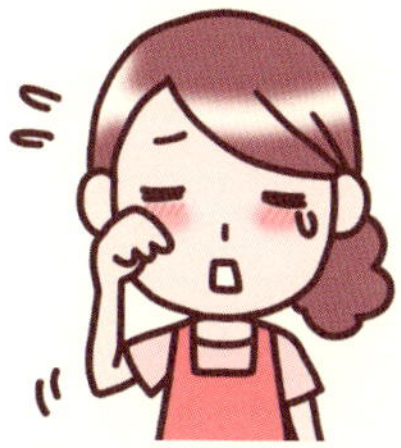

長時間のテレビゲームは
近視を促すとともに、唾液の分泌が
悪くなり、口臭の原因となります

いわれるもので、ＯＡ機器を使って仕事をする人たちに現れやすい特有の全身的な症状をさしてこう呼びます。

眼精疲労や肩こり、倦怠感といった肉体的な諸症状は、集中力を失わせたり、イライラを引き起こしたりと、精神的にもかなりのダメージを与えているようです。そして、これらのなかでもいちばん顕著に現れるのが眼の症状だといえるのです。

日常業務でＯＡ機器を使う人たちのほとんどは、毎日決められた時間、パソコンの画面を同じ距離・同じ姿勢で見つめて仕事をしています。しかも紙面上の仕事と違って、何度も画面をスクロールさせながら激しい視点移動を繰り返し行っているため、一般職の人よりも眼の働かせ方が強いといわざるを得ないでしょう。

本を読みすぎたり、長時間近業をしつづけていても眼は疲れますが、これは単なる疲れ眼で病気ではありません。

しかし、疲れが蓄積されるようになり、眼や体にさまざまな症状が現れてきたときは、疲れ眼ではなく眼精疲労です。症状としては眼の充血や、眼の神経を使いすぎることによる機能低下から物が見えにくくなったり、視神経が弱っていくといったことなどがあげられます。いずれにしても眼精疲労は、はっきりとした眼の病気であることには違いありません。

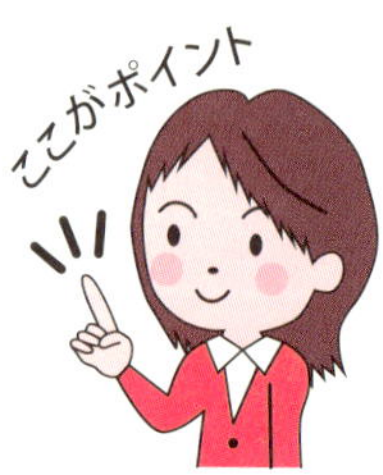

コンピュータ社会になり、日常生活でもパソコンに向かう時間が増えてきています。適切な休憩は眼の健康のためには必要です。

▽視力回復には心と体の両面からのケアが大切

　現在では実に多くの人たちが、間違った方法によって眼を悪化させています。とくに小、中、高校の子どもたちは昼間は学校に通い、夜は進学塾に行くといった具合に朝から晩まで勉強に追われているケースが多く、眼そのものも、かなり酷使される環境におかれつづけているといえるでしょう。

　このような生活環境のなかにおいては、勉強時間と休憩時間のバランスが非常に大切になってくることはもちろんです。つまり眼を使う時間と、眼を休ませてあげる時間を自分自身でコントロールする必要性が出てくるわけです。

　しかし、日々束縛された日常のなかにおかれている子どもたちにとっては、わずかな休憩時間であっても遊びの時間に変わってしまいます。

　最近ではスマホなどの普及により一人遊びが可能なうえ、スケジュールの空いた自分の好きな時間にできるスマホやテレビゲームは、子どもたちの間ではとくに人気の高い遊びのようです。

　子どもの眼のことを考えれば、せめて空いた時間ぐらいは眼を休ませるような工夫が必要ですが、子どもはわずかな時間を好きなことに興じることで、本能的にストレスを発散させようとしています。ですから、親の忠告にいちいち耳を傾けるわけがありません。

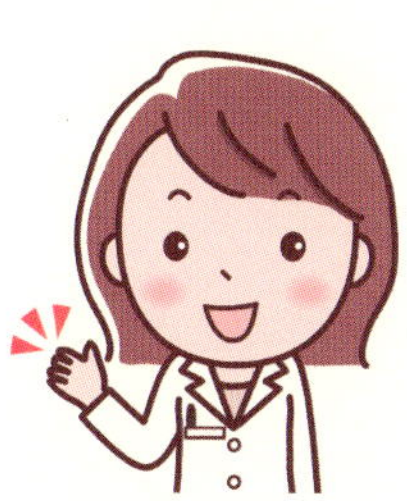
視力回復は心と体の
両面からのケアが必要です

一方、親はというと、ちっともいうことを聞かない子どもに対し、なかばヒステリックに怒鳴ってスマホの使用やテレビゲームを禁止したりする傾向がありますが、これも度が過ぎると逆効果になってしまうので注意が必要です。

強制的に何かを禁止させられるということは、子どもにとってみれば出口を失ったも同然です。行き場のないストレスは日々蓄積され、やがて大きくふくれあがって爆発することでしょう。ひどいケースになると、深夜、親の目を盗みながら睡眠時間を削ってまでテレビゲームに興じ、昼間は寝不足から学校で居眠りという子どももいます。

一晩中起きているわけですから昼間は夢うつつの状態、当然集中力にも欠け成績はがた落ち。しかも気がついたら、視力は以前よりもさらに悪くなっていたという恐怖のパターンがこれです。その頃になって、

「こんなことになるなら、テレビゲームなんて買ってやるんじゃなかった……」

と嘆いてみたところで後の祭りです。

眼に悪いものは絶対子どもに触れさせまいと、たとえ庭に深く穴を掘って埋めてしまったとしても、ほとんどの子どもたちがテレビゲームを持っているという時代です。また高校生にもなると100%に近い割合でスマホを持っています。

大人が子どもの眼を心配し、よかれと思ってやったことが必ずしもよい結果

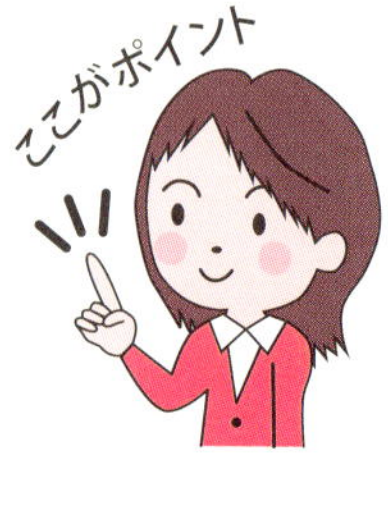

子どもがスマホやテレビゲームばかりするからといって頭ごなしに叱ると、かえって逆効果になるケースもあります。

を呼ぶわけではありません。そこは親子といえども人間同士、相手の心理を思いやりながらさり気なく注意をほかに向けてやり、ストレス発散になるような手助けをしてやることのほうが先決です。

テレビゲームというのは大人でも夢中になるくらいです。またスマホも気軽に調べものができたり、動画も見られますので、時間を忘れていつまでも見てしまいます。

大人にとっても楽しいツールですから、子どもにとってはもっと楽しいことなのかもしれません。

眼にはこれが悪い、あれが悪いといってどんどん切り捨てるのではなく、子どもには正しい遊び方と、バランスの取れた時間配分をしっかりと教えることが大切です。

▽遺伝による近視はわずか五%未満

日本では、いまだに大半の人が「近視は遺伝するもの」と信じているようです。また、視力が落ちたら「視力を矯正するためにメガネをかける」と考えている人が圧倒的に多いのも事実です。

たしかに、すべてにおいて遺伝的要素がまったく考えられないわけではありません。両親が子どものときから近視であった場合などは、子どもに近視が出

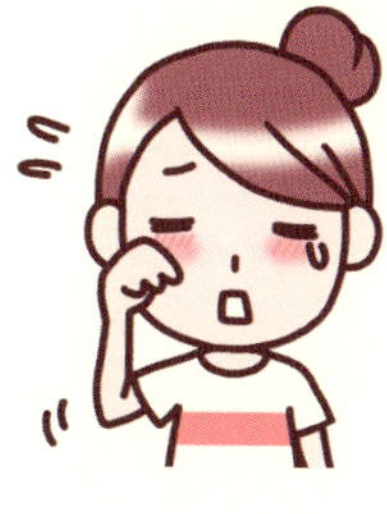

遺伝による近視は
5％未満と少ないものです

てくる確率は高くなります。しかし、先天的な遺伝性の近視は、近視全体から見るとわずか五％未満にしかすぎません。しかも遺伝性の近視は、就学前の低年齢で発見されることが多く、小学校に入学する頃には眼の屈折度数はかなり進行しており、就学後はメガネを常用しなければ黒板の字さえもはっきり見えないという状態になっています。このように、先天的に視力が悪いというのは実にまれなケースといえるでしょう。

では残りの約九五％はなんであるかというと、これは主に後天的な要因です。突発的な事故や病気によって視神経そのものに障害を持ってしまう場合と、テレビゲームやスマホ、受験勉強などといった、眼を酷使しやすいものが視力低下の引き金になっている場合があります。

ただ、後者の場合、それらすべてが眼に対して直接的な原因になっているというわけではありません。視力低下の要因として問題になるのは、「やっていること」ではなくて「やり方」なのです。

この「やり方」とは、すなわち物事に対する「取り組み方」です。

後天的な要因（テレビゲーム、スマホ、受験勉強など）がもとで視力が低下したという場合の近視は、環境近視と呼ばれるもので、間違った「やり方」を修正することによって治すことができます。視力が落ちたからといって、すぐにメガネをかける必要はまったくありません。むしろ、安易に過度矯正のメガ

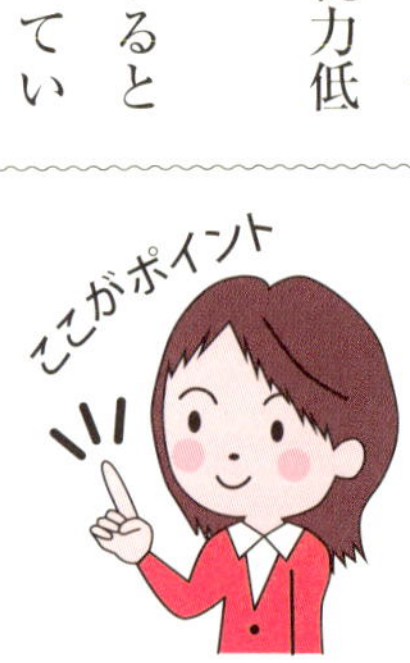

遺伝による近視が少ないのに近視になる人多いということは、日常生活の送り方になにかしらの問題があるからです。

ネをかけることのほうが危険なのです。

まだまだ誤解されていることですが、近視の人は遠くが見えないので落ちた視力を矯正するためにメガネをかけるのですが、**遠く用のメガネを常用することで近くも見るので、眼がメガネに合ってしまい、屈折度数が進み、さらに視力が下がることはあっても、視力が上がってくることはないからです。**

正しい視力矯正は専門医の指導のもと、地道に眼のトレーニングに励むことによってのみ達成することができるということをぜひ知っておいてください。

▽自分の眼に対してもっと関心を持つ大切さ

私たち日本人の生活環境や食生活が欧米化し、子どもたちの体格がますます欧米人に近づいていくなか、視力だけがその方向性とは逆に、悪化の道をたどっているのはなぜでしょうか。

欧米の風刺漫画などを見ますと、よく日本人は灰色の背広に首からカメラを提げた出で立ちで、必ずメガネをかけた出っ歯の人間に描かれていました。欧米人から見た日本人のイメージは、ちょっと前までは日本人の私たちでさえ、思わず笑ってしまうほどの的確さを持っていました。

しかし、この出っ歯に象徴される日本人の歯は、近年になってようやく見直されてきたように思われます。テレビをつければ、毎日のように糸楊枝や液体

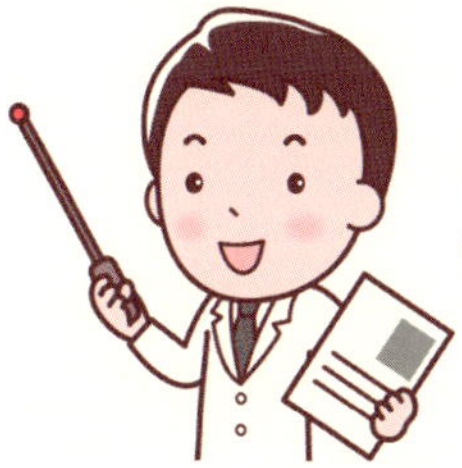
自分の眼に対する知識を
得ることは重要です

歯磨き、電動歯ブラシなどといったＣＭを目にすることができますし、歯科においても子どもの歯を守るために予防剤が積極的に使われはじめています。また、歯列矯正なども、子どもから大人まで一般的になりつつあるようです。

日常においても虫歯にならないようにまず自分で予防する、もし虫歯になっても歯科で適切な処置をするというのは今や常識となってきました。永久歯が虫歯になっても、歯の形が変形するまで放っておいて「自然に抜けたら入れ歯にすればいいや」などと考えている人はまれです。それだけ歯に対する正しい知識が、人々の間にも浸透してきたといえます。

最近では矯正、歯並びも意識するようになっています。つまり歯に対してのこだわりが強いということです。

では眼に関しての関心度はどうでしょうか。

残念ながら日本人の眼に対する認識度はいまだに低く、歯の知識に比べるとまだまだ立ち遅れている状態であると言わざるを得ません。歯並びが悪いから矯正しようと歯科に向かう人がいる一方で、視力が落ちたからといって眼科に行く人はあまり見かけないと思います。むしろメガネ屋に直行する人のほうが多いのではないでしょうか。

先進国として名高い日本も、自分の体のこと、とくに眼のこととなると胸を張って「知っています」とはいえないようです。つまり、知らないということ

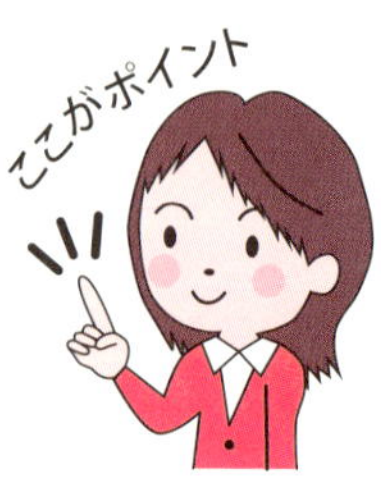

虫歯にならないように歯磨きなど意識する人は増えていますが、眼が悪くならないように意識している人はあまりいません。眼のケアも毎日行いましょう。

は「適切な処置がとれない」ということにもなります。

最近になってようやく日本でも**「近眼や老眼には眼のトレーニングが有効である」**ということが証明され、提唱されつつありますが、こんなことは欧米ではすでに半世紀以上も前に証明されていたことなのです。

眼に関して先進国である欧米においては、一九三〇年代には眼科とは別の視力矯正だけを目的とした医療制度が発足しています。これは「視力眼科」と呼ばれているもので、専門の検眼医の指導によって視力回復のトレーニングを行っていく所です。

欧米の人たちは自分の体について全般的に関心を持ち、その構造一つ一つについて認識を高めていきます。

人生百年などと言われる時代がもうすぐそこまできています。

百年も付き合わなくてはならない自分の体（眼の健康寿命は70年といわれています）を、せめてもう少し知っておく必要があるのではないでしょうか。

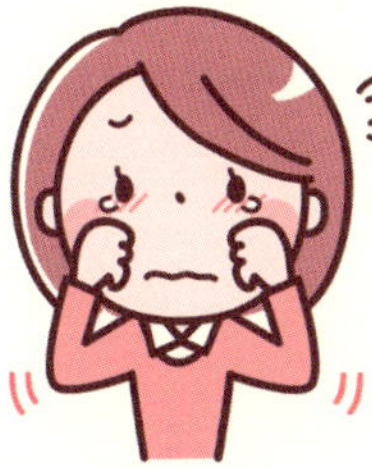

欧米の人たちは自分の
体に対して意識する
傾向にあります

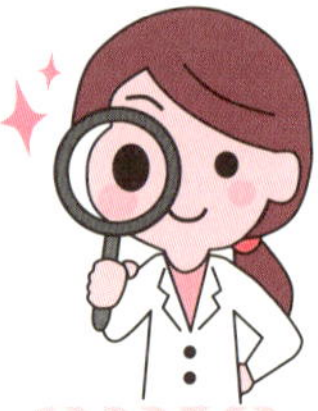

視力低下によるさまざまな弊害

▽スマホやテレビゲームは視野を狭くしてしまう

スマホやテレビゲームは長時間続けると眼精疲労を招きます。また、全神経と視線を画面に一点集中するために中心視力が損なわれやすく、視野が狭くなってしまう場合がよくあります。視野が狭くなると真正面にある物は見えても、横のほうにある物は見えにくいわけですから、いきなり側面から何かが飛び出してきてもすぐには気づくことができません。道を歩いていても走ってくる車に気づかず、思わぬ事故に巻き込まれてしまう危険性もあるのです。

さらに、**近くの物（スマホやテレビ画面）だけを長時間見つめることによって、眼の遠近調整筋の作用が損なわれ、毛様体筋が異常緊張状態になってしまいます。**こういう状態を何度となく繰り返していくと、やがては近視を招く恐れがあるので注意が必要です。

最近ではスマホやテレビゲームに限らず、職場や学校にもコンピュータが普及し、なかには一日中コンピュータの画面と向き合って仕事や勉強をしている

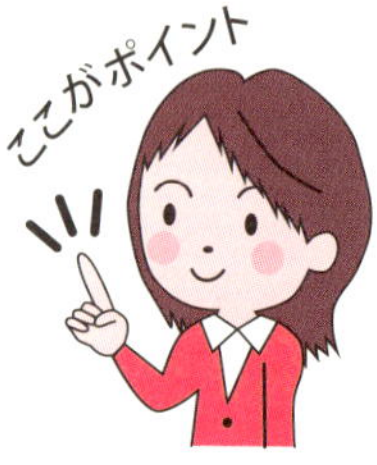

スマホやテレビゲームばかりし眼に負担をかけ続けますと、視野が狭くなり横のものが見えづらくなる症状も出てきます。

人がいます。コンピュータの作業は流れが速く、その作業を一つ一つ迅速に眼で追いながら確認していくので、眼にとってはかなり負担のかかる作業だといえるかもしれません。

コンピュータによる作業もスマホやテレビゲームと同様に、長時間に及ぶ使用は避けなければならないでしょう。極端な視点移動は、初め神経性眼精疲労を招きますが、やがて筋性眼精疲労に発展し、あらゆる機能が麻痺状態に陥ります。

このように長時間に及ぶ眼の酷使は首から肩にかけてのこりや、ひどい場合には頭痛や吐き気などといった症状を伴うことが多く細心の注意が必要です。

そのほかにも、明るい画面を見続けることによって眼の奥の網膜が刺激され、光に対する感覚が低下していくことがあります。眼精疲労などと重なってしまうと、いくらメガネをかけても視力が得られなくなる機能的弱視にもなりかねないので気をつけましょう。

▽視力低下が勉強ぎらいにつながる可能性がある

視力が落ちてくると当然のことですが、授業中に黒板の字もよく見えなくなってきてしまいます。普段、字を書くときにも姿勢は机のほうに伏せがちとなり、ひどい子になると鼻の先をノートにべったりとつけた状態で字を書いてい

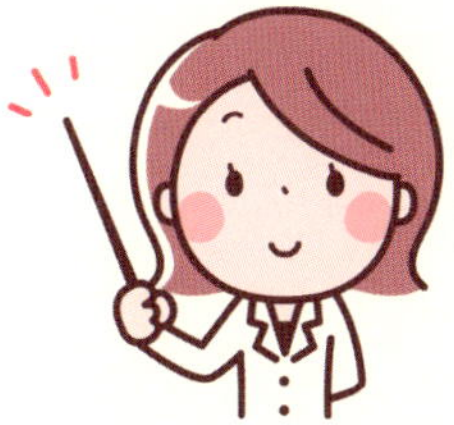

眼の酷使はひどい
肩こりなどを発症させます

たり、本を読んだりしています。

しかし、驚くことに当の本人はそんな自分のクセにはまったく気がついていない場合が多いものです。あとになって先生や友人から姿勢の悪さを指摘されて初めて気づくのですが、そのときになってやっと、

「そういえば最近、遠くの物が見えづらいなぁ」

などと思ったりする人が出てきたりするわけです。

子どもの視力が極端に衰えると、「なんらかの形で学業に支障が出てくる」といわれていますが、これはすでに生理学的見地からも証明されています。視力が落ちてくると、物がよく見えませんから非常にストレスがたまりやすい状態になります。イライラして気が散漫し、集中力が著しく低下するので必然的に成績も下がってきてしまいます。勉強もだんだんおもしろくなくなり、やがては子どもを学校ぎらいにしてしまう可能性だってあるのです。

このようなケースは、メガネをかけて一件落着ということになるのですが、視力が下がったからといって安易にメガネをかけてしまうのもどうかと思います。間違ったメガネ選びによって、かえって眼を悪くしてしまう人のほうが圧倒的に多いというのも事実だからです。

また、視力異常というと近視ばかりを気にしがちですが、最近では遠視の子どももかなりの数にのぼります。遠視も近視同様、集中力低下の要因になりま

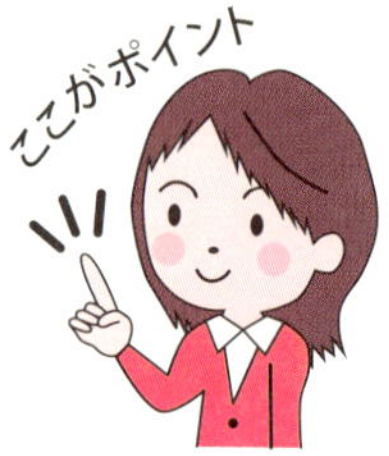

近視になればメガネをかけて矯正すればいいと考えている人がいますが、メガネ選びも間違えるとかえって悪化させます。

すし、また眼精疲労の原因にもなります。

遠視は遠くの物が見えて、近くの物が見えにくいと思っている人が多いのですが、実は近くの物も、遠くの物も見えにくいのです。人間の眼は**生まれたときにはみんな遠視ですが、徐々に正常な視力に近づき、小学校の一年生頃までに視力は完成されていきます。**しかし、なんらかの影響で眼球の発達が遅れてしまったり、眼の調整機能が弱かったりすると、遠視状態をずっと引きずってしまうこともありえるわけです。

最近ではメガネのデザインも豊富になり、誰でも手軽にメガネを買うことができます。しかし、メガネ選びの基準が、手頃な値段であるかどうか、または自分の顔形に合うかどうかといった見え方重視の過度矯正やデザイン重視に終始してしまうのは問題です。視力低下によって引き起こされる弊害が、人間の心身にとって重大なことであるという認識を持たないかぎり、日本人の眼は悪くなる一方です。これでは、視力回復は望めないといってもよいでしょう。

視力が低下して黒板の字が見えにくくなったら、教室の前の席に移してもらうことが先決です。恥ずかしがる必要はありません。それでもまだ見えづらいときには度数の低いメガネを使用して、視力回復のトレーニングを積極的に行ってください。メガネはあくまでも応急処置的なものにすぎないと考えておく必要があります。

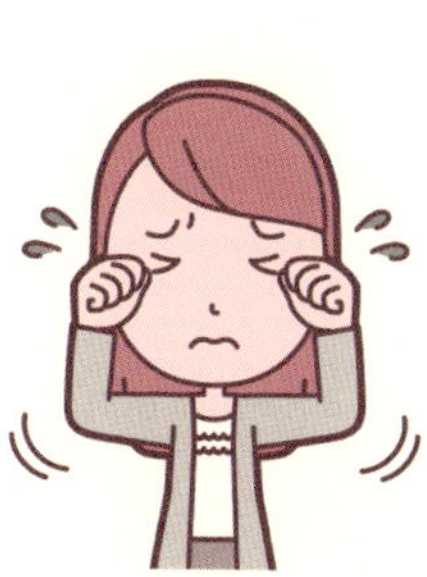

メガネをすぐにかけることは
脳を楽にすることだと
思ってください

▽眼が悪いと性格も暗くなりやすい

子どもの視力が低下すると、すぐにメガネをかけさせたがる親は大勢います。しかし、好んでメガネをかけたがる子どもはあまりいません。大人はこの現実をもっとしっかりと認識しなくてはならないでしょう。

親にしてみれば、「子どもの視力低下はイコール学業に支障をきたす」ということで心配になり、とにもかくにも遺伝だからとメガネを考えがちです。

眼のトレーニングで視力回復が可能であることを知っている人は別ですが、ほとんどの人がその方法論を知らないために、「メガネしかない」という結論に至ってしまうようです。

こうして知らず知らずのうちに「視力が下がったらメガネをかけなくてはいけない」とか「メガネをかけてしまったらあとは安心だ」といった間違った知識を、無知な大人が子どもに植えつけているケースが多いものです。悲しいケースですが、こうして取り返しのつかないレベルまで視力を落としてしまう人も少なくないのです。

大人が眼に対して正しい知識を持って子どもに対することができたら、子どもの視力が悪化させるのを避けることも可能なのです。ちょっとした選択ミスで、一生メガネやコンタクトレンズのお世話になるようになってしまったら、

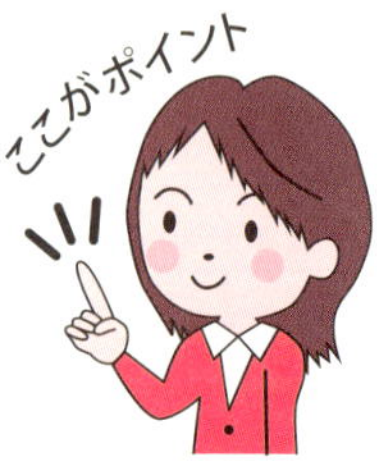

大人が眼に対する正しい知識を持つことは、結果的に子どもにとって幸せな未来に導くことにつながります。

子どもがかわいそうではありませんか。

子どもにとってメガネは、大人では理解できないほど、かなりの精神的な負担につながっていることを知っておいてください。

メガネをかけはじめるのが低学年であればあるほどその精神的な負担は大きく、「友だちにからかわれて恥ずかしかった」と答えている子どもは、実に全体の八〇％にも及びます。

また、メガネをかけたことによって自分の性格が変わったかという質問には、約半数の子どもが「消極的になった」「暗くなった」と答えているデータもあるのです。

親や学校の先生などは、残念ながらこうした子どもの心理にあまりにも無頓着であるケースが多いのですが、児童心理学の面から見ると、メガネをかけている子どもは、かけていない子どもに比べて消極的で、内向的な傾向にあることはよく指摘されている点からもわかります。

小、中、高校と子どもの体は著しく成長します。そしてその成長とともに精神的にも日々成長していくことに、もっと注意を向けてください。成績のことや肉体的なことばかりを気にしていると、精神面といった、本当はもっと注目しなければならない点を見逃してしまいがちです。

大人が子どもにメガネをかけさせてほっとしている間、子どもは今までに経

子どもの心理に対し
親や教師はもっと
興味を持ちましょう

験したことのないストレスと戦っていることを知らなくてはなりません。

とくに親がうるさくいって、なかば強制的に無理やりメガネをかけさせたりすると、子どもの心には被害者意識がつのります。学校に行ったら行ったで、友だちからは物珍しさが手伝ってからかわれたり、さらに発展するといじめられたりするケースもゼロではないでしょう。つまり精神的な安定が得られないのです。なかには友だちから、からかわれるのがいやで、自分からメガネをかけるのをやめてしまう子どももいます。これではなんのために、わざわざメガネをつくったのかわからなくなってしまいます。

これこそが子どもの本音なのです。

成長期の子どもは精神的にも非常に不安定ですから、外部からのちょっとした刺激にも敏感に反応してしまいます。視力が悪くなってしまったという状況そのものが、人格形成期にある子どもに与える影響は、大変大きいものであることはいうまでもありません。眼が原因で子どもの明るい性格が変わってしまわないように、大人は細心の心配りが必要です。

▽ものごとに対して積極性が失われ行動力も鈍る

視力が低下して物が見えにくくなるというのは、想像以上に疲れるものです。眼はどんな状態にあっても、常に調整機能を働かせて物をよく見ようと努力し

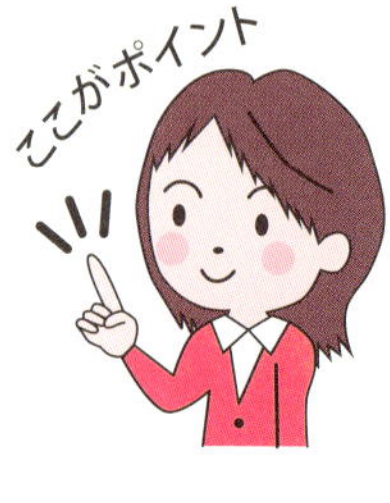

子どもは親が想像している以上に、さまざまな環境に対して敏感に反応してしまいます。子どもの目線でものごとを考えることは大切です。

ています。ですから網膜に正しい像を結ぶまでの時間が長くなれば長くなるほど、視神経の疲労度はどんどん増していくということになります。

このような状態が何度となく繰り返されてくると、やがては読書や勉強といった眼を使うすべてのことに対しておっくうに感じられるようになってきます。また、遊んでいても友だちの顔や動作がはっきりとは見えませんから、結果的に眼にはかなりの疲労感を残すことになります。こうなってくると何をするにしても集中力に欠け、長続きがしないようになってしまいます。

飽きっぽくて協調性のない性格は、成績低下の引き金になるばかりではなく、性格的にも消極的になってしまいます。なかには友だちとふれあうことを、自ら放棄してしまう子どももいるほどです。

成績も下降線をたどり、なにごとに対しても消極的になると、それだけで十分に自信喪失につながります。そして「自分は何をやってもだめなんだ」という感情ばかり生まれ、行動範囲をどんどん狭くしてしまいます。最悪のケースでは、友だちからの誘いにさえも素直に応えられないような、実に偏屈な人間に変貌してしまう危険性もはらんでいます。

また、このような性格は、いじめの対象にもなりやすいことも事実です。いじめられることによって性格はさらに消極的になり、劣等感のかたまりになることでますます内向的な性格に拍車をかけていきます。

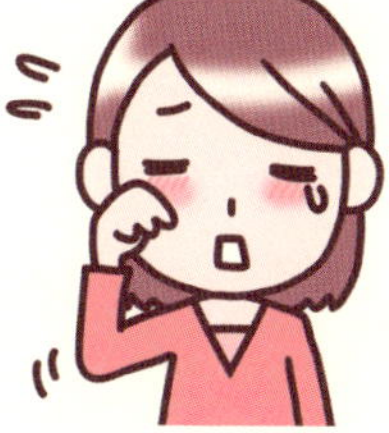

視力の悪化はいろいろな
弊害を起こします

なかには劣等感の裏返しから、攻撃的な性格に変貌してしまう子どもも少なくないのです。

つまり自分のなかで、自分自身も、他人のこともまったく信じられないといった結果に行きついてしまうわけです。実際ここまで進んでしまうと、手の施しようがありません。しかも、原因がなんであったかさえも気がつかなくなってしまいます。事が大きく発展すればするほど、きっと誰もが眼に原因があったなどとは考えなくなるでしょう。

思いきり飛んだり跳ねたりすることは、子どもにとっては本能です。元気に明るく飛び回れることは、いわば健全な精神と肉体のバロメーターでもあり、成長期は人生における最大の活動期でもあるのです。

といって、なにも現在メガネをかけている子どもたちのすべてが消極的な性格になったり、いじめに発展すると述べているわけではありません。正しい医師の指導のもと、メガネをかけている子どもに対して批判しているわけでもありません。

要は、親は眼に対して少しでも興味を持ち、メガネを回避させる方法もあるという意味をこめて申し上げた次第です。

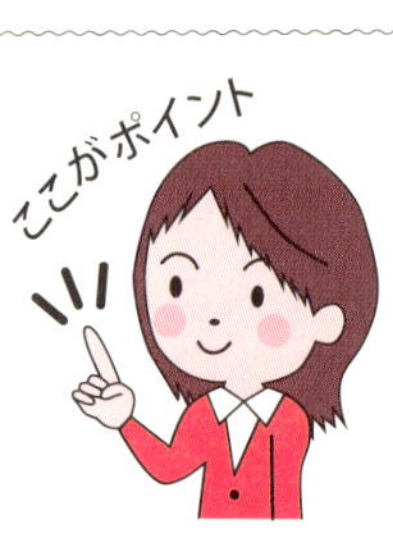

メガネ選びは目的・用途に合ったものが大切です。見えすぎの過度矯正は要注意です。

第2章

知っておきたい眼の常識・非常識

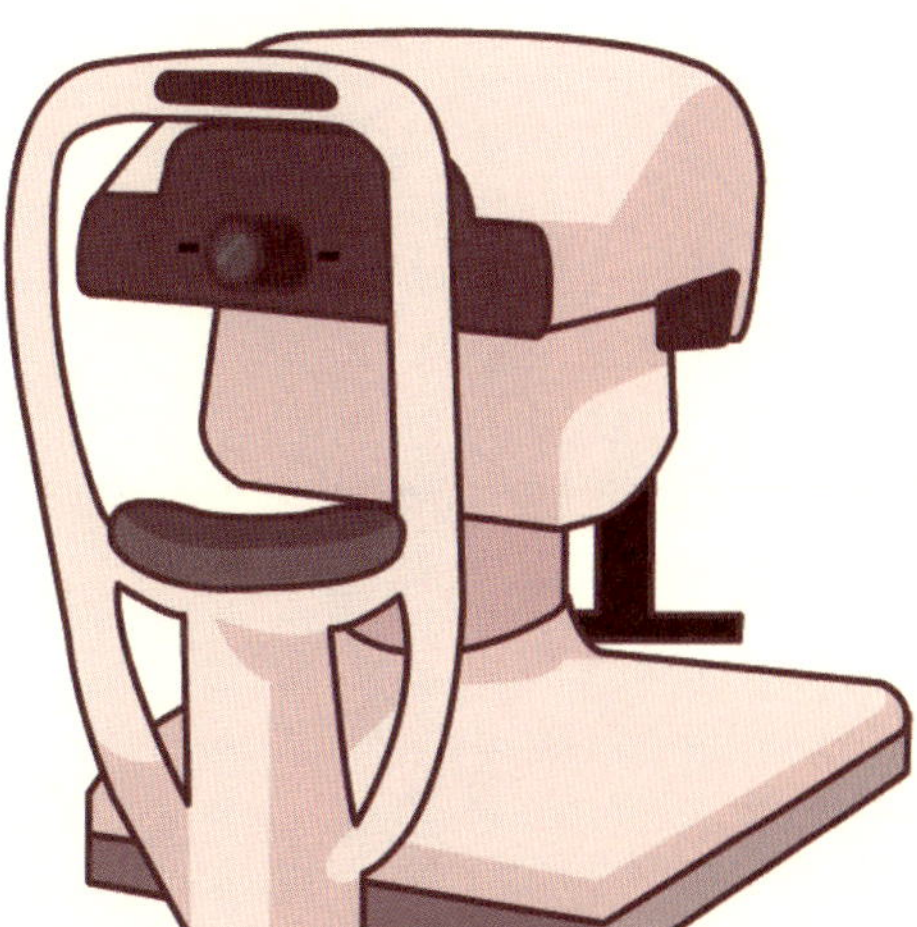

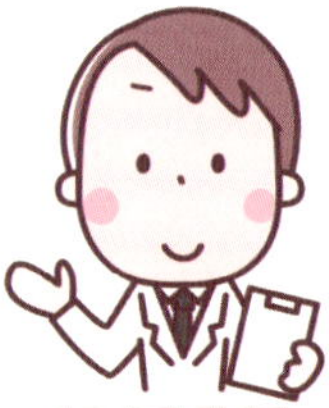

眼の構造とその働きを知っておこう

▽眼と脳の密接な関係性

現代社会は、ストレスとは切っても切れない関係にあります。受験勉強や会社などでの人間関係から生じるものがそれです。**さまざまなストレスは、知らずに眼球や眼筋の柔軟性を低下させている**のです。また、そればかりではありません。誤った方法で眼を酷使すると、視野を狭くしてしまい、ひいては視力低下を引き起こしてしまう原因にもなるからやっかいです。

なぜ、ストレスが視力に影響を与えるのでしょうか。それは、物を見ているのは眼ではなくて、人間の「脳」だからです。

あなたが部屋の片隅に掛けたカレンダーを見たとします。すると、まずは水晶体の厚みを変えて、カレンダーの文字にピントを合わせます。水晶体を通過したカレンダーの映像は、次に眼球の奥に位置する網膜でとらえます。実はこのときの網膜でとらえた映像は天地が逆さまになっています。その逆さまのカレンダーが視神経を通じて脳に電気信号が送られる段階で再び天地が元通りに

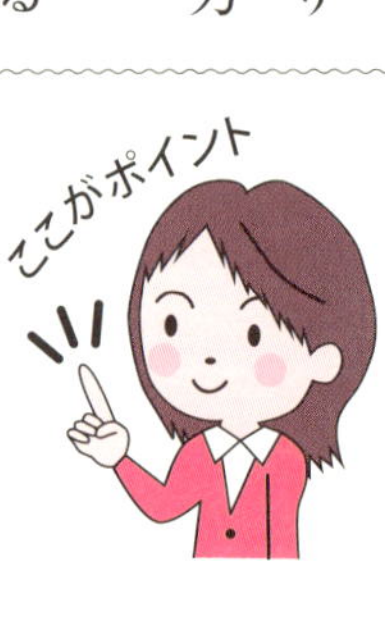

ストレスがなぜ視力に影響を与えるのでしょうか。それはもともと物を見ているのは眼ではなく、脳が見ているからなのです。

なり、普段見慣れたカレンダーとして認識されているのです。

　このように、私たちは映像情報をとらえる道具として眼を使いながら、脳でその映像情報を調整したり補完することによって正確な映像を認識しているのです。この脳の映像補正能力（補完作用）を別の事例で説明しましょう。

　片眼をつむった状態でキャッチボールをするのは、プロ野球の選手でさえも怖いそうです。これは左右二つの眼で別の角度から見た映像情報を、脳でつなぎ合わせることでボールとの距離感、すなわち遠近感をつかんでいるためです。通常、片眼だけではボールが手元に飛び込んでくるタイミングがわかりづらいのです。

　ところが片眼の視力を失っても、健常な人と変わりなく車の運転をしている人は珍しくありません。遠近感がつかみづらいために前方の車に追突してしまうのでないか、と心配になりますが、どうもそうではないようです。実際に片眼が失明していても、０・７以上の矯正視力と１５０度以上の視野があれば、車の運転免許を取得できるそうで、このことからも片眼だけでも慣れれば十分に遠近感をつかめるようになることがわかります。つまり片眼の映像情報だけで遠近感をつかめるように、脳が補完してくれているのです。

　同じようなことが白内障の場合にもいえます。水晶体が濁ることで視界がぼやけたり視力が低下する白内障は、その原因のほとんどが老化によるものです。

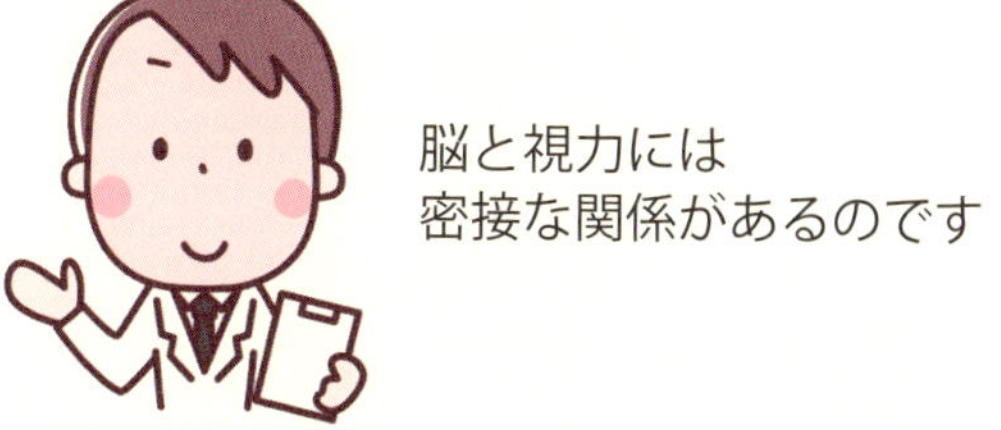

したがって、八〇歳以上の人の水晶体はほぼ一〇〇%、白内障の状態にあるそうです。にもかかわらず、視力も低下せず、視界がぼやけることもなく明瞭な視界を保っている高齢者は、映像情報を補正する脳の働きが優れていると考えられるのです。しかし、こうした脳の補正能力も及ばないほど、映像をとらえる道具である眼に異常が起きた場合はどうなるのでしょうか。

私たちは「見る」ことでいろいろなものを記憶し、学習し、理解しています。したがって、映像情報がさえぎられた脳は老化を加速させて、ともすれば一気に認知症へといたる危険性があるのです。

事実、奈良県立医科大学が高齢者三千人を対象に、視力と認知機能の相関関係について調査したところ、「視力のよい人のほうが明らかに認知機能は高く保たれている」「視力の悪い人は視力のいい人に比べて認知症の発症のリスクが二倍になる」という結果を発表しています（朝日新聞社 AERAdot. より）。

このように眼と脳の関係は密接で、脳は眼の衰えを補填してくれる一方で、眼の異常が限界を超えたときには脳に対する悪影響も大きいのです。

また、眼のトレーニングによる効果は、眼だけに効果を及ぼすものではありません。それは眼の活性化はすなわち、脳の活性化にも通じるのです。**「眼」と「脳」の双方が柔軟性を取り戻すことによって、眼は本来の視力を回復していくというメカニズム**なのです。物を見るという行為は、つい眼球や眼

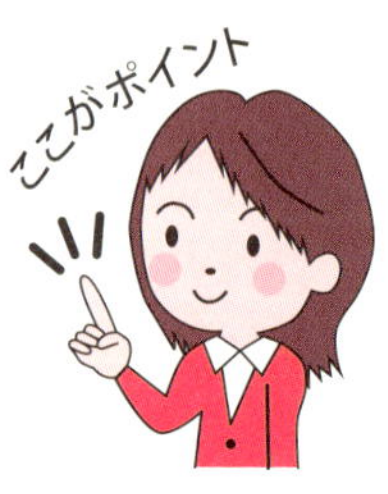

脳を活性化させることは、イコール眼の活性化にもつながります。眼と脳がバランスよく柔軟性を取り戻すことが視力と密接な関係にあります。

筋といった部分的な問題としてとらえがちですが、そこには脳の働きが大きく関与していることを忘れてはいけません。

▽三つの筋肉組織が働いて機能している眼

眼には大きく分けて、三つの筋肉組織が働いていることを知っているでしょうか。まず一つは、眼球内に入る光の量を調整している虹彩という筋肉組織です。二つめは、水晶体の厚みを調整する働きの毛様体。三つめは、眼球を複合的に動かす役目を持った眼球外眼筋です。そして、これらの筋肉は虹彩以外はすべて随意筋と呼ばれるものなのです。

私たちは普段とくに意識しないまま、自分の意思によって眼の筋肉を動かしたり、眼の機能をコントロールしたりしています。たとえば遠くや近く、上や下、左や右を見ようとするとき、あなたの眼はあなたの意思に従って動いています。しかし、そのときあなたは眼筋の一つ一つをどのように動かそうかなどとは考えてはいません。意識しなくても自然と動いてしまうはずです。つまり、これらの仕組みはすべて、自分の意のままに収縮・運動する筋肉、随意筋のおかげなのです。

眼の構造は眼球とその付属器官、そして視覚伝導路から成っていますが、眼球や視覚伝導路が実際に物を見るという、視覚に関係した働きをする一方で、

眼球は大変小さな器官ですが
役割は想像以上に大きいものです

付属器官は眼球の働きを円滑にする働きという保護の役目をも担っています。眼球はピンポン玉のような形をしており、体全体からすると大変小さな器官です。しかし果たしている役割は、想像以上に大きいものであることを知らなくてはなりません。

この地球上で生きているあらゆる動物は、外界の情報を知るための手段として、それぞれの特性に合った感覚器官を備えています。人間も五感（視覚・聴覚・嗅覚・味覚・触覚）といわれる優れた感覚器官を備えています。

とくに視覚は、多くの情報を得るために最も大切な感覚といえるでしょう。あなたは「自分の眼がもし見えなくなったら……」と想像してみたことがあるでしょうか。私たちは日常、眼で見えることが当たり前のように生活をしていますが、時間や温度に至るまで、眼で読み取って知り得ていることがけっこうたくさんあります。人間はこうして実に外界の情報の八〇％を眼から得ているのです。

眼は、きわめて複雑で精緻な仕組みを持っていますが、眼の器官だけが単独で機能しているわけではないのです。眼は複雑な働きをするために、体のあらゆる臓器の力を借りて動いています。ですから、内臓の故障が眼に影響することは多々あります。つまり、眼の病気として現れてくる場合もあるということです。「眼は口ほどにものをいう」とか「眼は心の窓」とよくいわれます。これもた

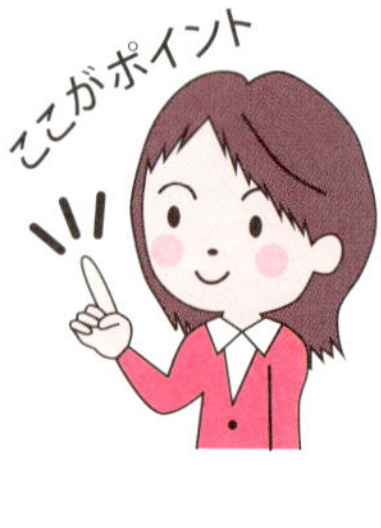

眼は体の不調、すなわち病気の前兆を教えてくれる器官でもあります。内臓系の疾患が眼に影響することは多いものです。

だ単に眼がその人の精神性の発露としてだけ存在しているという意味ではありません。眼は体と密接な関係にあります。ストレスなどの精神疲労以外にも、内臓諸器官の健康状態全般と深く関わっているのです。このことをよく理解したうえで、次からは眼の構造と働きについて説明していくことにします。

▽角膜・強膜——黒眼と白眼

まぶたに接している眼球のいちばん外側にある透明な膜で、黒眼の部分を角膜と呼びます。そして、その黒眼を取り囲むようにしてある白眼の部分が強膜です。角膜と強膜は一枚の連続した強い膜で、眼球の外壁ともいうべきものを形成しています。そして、強膜は眼球をしっかりと包み込み、形を丸く保っているのです。

私たちが物を見ているとき、角膜の表面は外気にさらされている状態にありますが、何かが眼に向かって飛んできて角膜に当たりそうになると、まぶたが反射的に閉じて角膜を守ろうとします。しかし、これが及ばず何かの影響で傷ついたり、濁ったりしてしまうと光が十分に入らなくなってしまい、視力が落ちてしまう結果になるのです。

角膜の働きは、まず眼の形を一定に保つことと、入ってきた光をうまく屈折させて眼底に集めることにあります。角膜の形にもし歪みが出てきてしまうと

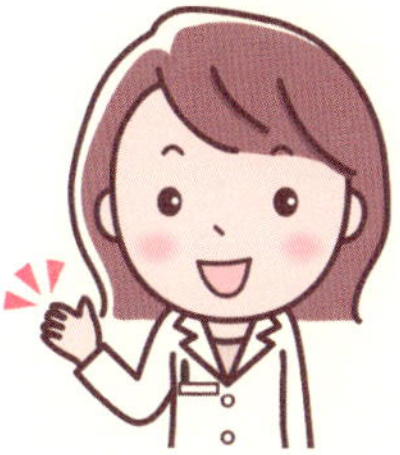

角膜に異常が出ると、
ぼやけて見えてしまいます

光の屈折がうまくいかず、焦点を結ぶことができなくなってしまいます。

また、角膜は酸素と栄養素を必要としますが、酸素は外から自然に取り入れ、栄養素は涙から補給するようにできています。ですから、この二つが滞ることは、病気が発生しやすい状態になっているということでもあります。

角膜にも強膜にも病気は発生しますが、とくに角膜の場合は、病気の種類によっては角膜移植が必要となる場合もあるので、気をつけなければなりません。

▽涙腺・涙道――涙の経路

涙腺はまぶたの上方寄りにあり、ここから涙が分泌されます。分泌された涙液は角膜や結膜を潤し、眼についた汚れなどを落としながら眼球の表面を流れます。そして、目頭の上下にある涙点を通ったあと、涙のうを経て鼻や喉のほうに流れていきます。

涙の分泌量は、普通一日に約〇・五～〇・七五ccですが、強い刺激などを受けるとその量は必然的に増えていきます。逆に、涙腺炎などで涙の分泌がうまくいかなくなると、眼は乾燥して濁ってきてしまいます。ひどい場合になると、角膜に潰瘍《かいよう》ができて失明する恐れもあるので注意が必要です。

涙液は角膜や強膜の表面についた病気の原因となるような微生物をも洗い流してくれる働きがあります。涙は私たちが考えている以上に、大切な役割を果

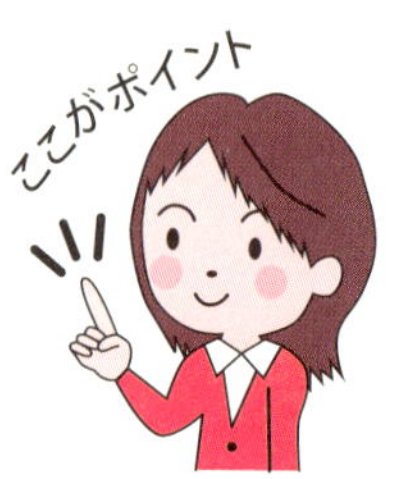

涙は非常に大切なものです。涙が出なくなり眼が乾燥してしまいますと、角膜に潰瘍ができ失明することもありますので要注意です。

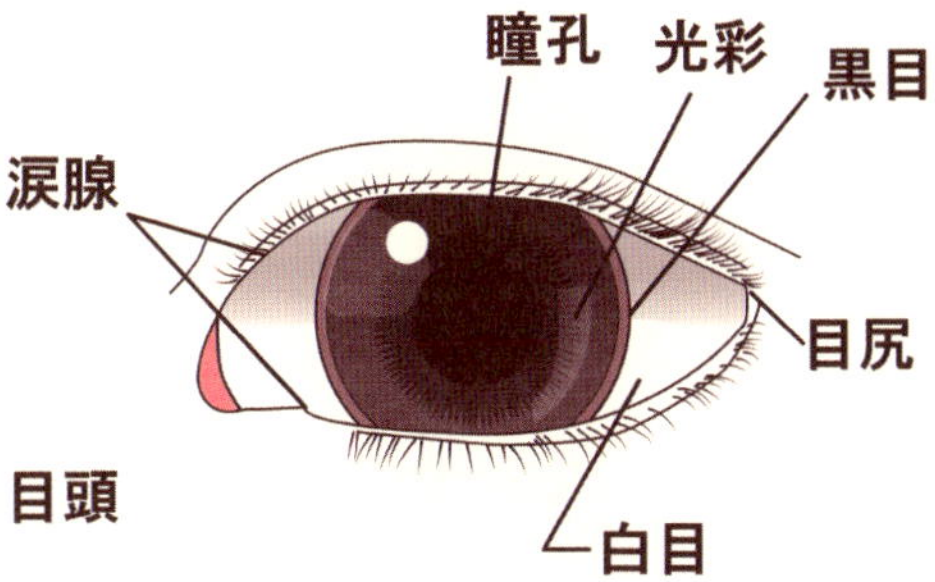
瞳孔
光彩
黒目
涙腺
目尻
目頭
白目

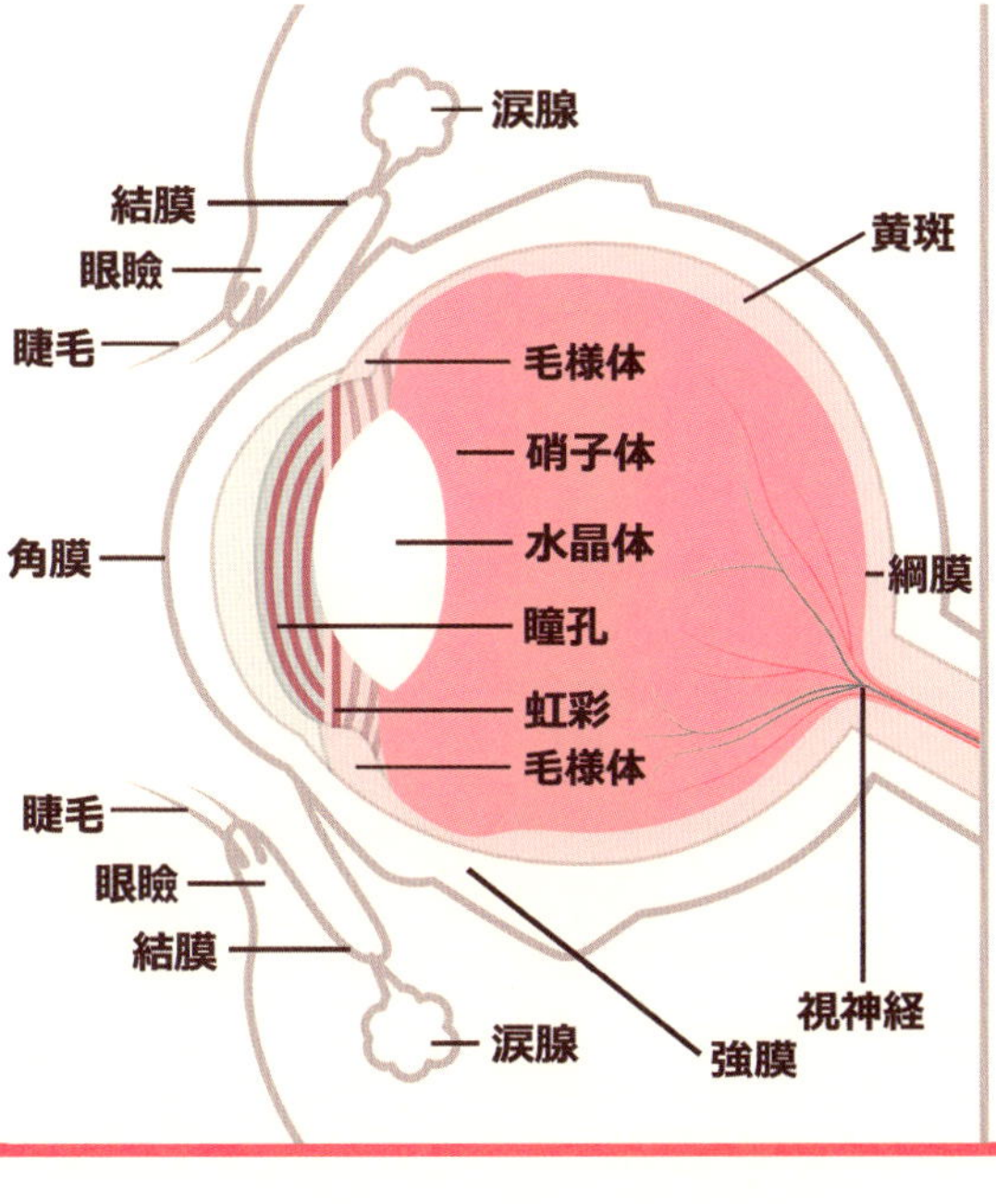
涙腺
結膜
眼瞼
睫毛
黄斑
毛様体
硝子体
角膜
水晶体
網膜
瞳孔
虹彩
毛様体
睫毛
眼瞼
結膜
視神経
涙腺
強膜

たしているのです。

もし、涙液が分泌されなくなったら大変です。たちまち眼は乾燥してしまい、まばたきも角膜への摩擦となります。炎症を引き起こすことによって、激しい痛みを伴いますから、眼を開けていることさえできなくなってしまうのです。

ほかにも涙道が炎症を起こして詰まってしまう病気があります。涙の経路がなんらかの影響によって詰まってしまうと、涙は鼻腔に流れることができません。涙が常にあふれている状態が続き、これも大変つらいものとなってしまうでしょう。

▽結膜——眼球とまぶたをつなぐ膜

結膜という名称は多くの人は知っていますが、それがはたしてどの部分であるかを理解している人はあまりいません。

結膜は大きく二つに分けることができます。一つはまぶたの裏側の赤い粘膜部分（眼瞼結膜）。そして、もう一つは眼の縁から白眼の表面をおおっている部分（眼球結膜）です。

結膜は薄い粘膜でできており、粘液を分泌しながら角膜を潤し保護する働きをしています。しかし、なんらかの影響でこの部分に炎症が起き、赤く充血してしまうのを、結膜炎というわけです。

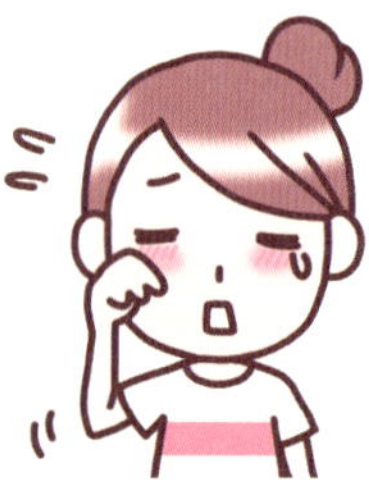
結膜は眼瞼結膜と眼球結膜の
二つに分けられます

結膜炎の原因はさまざまですが、主に細菌感染やアデノウイルス感染、アレルギーなどがあげられます。

子どももよくプールなどで結膜炎にかかりますが、流行性角結膜炎といって、原因の多くはアデノウイルスです。また、この場合の炎症は角膜にまで及ぶので、かなり重症だといえるでしょう。

▽虹彩・水晶体・毛様体・硝子体――カメラの絞りとレンズ

眼を開くと、中心に黒く見える部分（瞳孔）があります。これは通常、瞳と呼ばれているものです。そして、それを取り囲んでいる丸い輪郭を持った茶褐色の部分を、虹彩といいます。なぜ、この部分が茶褐色に見えるかというと、虹彩がメラニン色素を持っているためです。

虹彩は、眼球内に入ってくる光の量を調整しており、カメラでいうとちょうど絞りに当たります。つまり、強い光が入ってくると瞳孔括約筋で瞳孔を小さくして光の量を少なくします。逆に弱い光だと、瞳孔散大筋で瞳孔を大きく開き、光を取り入れようとするわけです。

角膜から入った光は、その奥にあるレンズの役目の水晶体で再度屈折して眼底に像を結びます。水晶体は凸レンズ状で大変弾力性があり、近くを見るときには厚く、遠くを見るときには薄くなります。そして、この水晶体の厚みを微

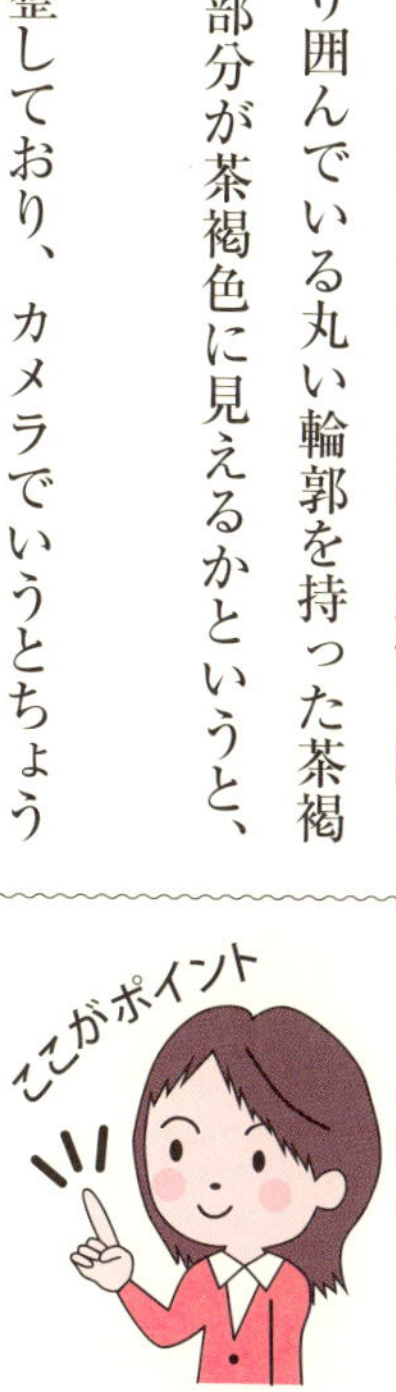

虹彩という器官は眼球内に入ってくる光の量を調節しています。カメラでたとえるならば、絞りに当たる部分です。

妙に調整しているのが、水晶体の周囲を取り囲んでいる毛様体という筋肉の多い組織なのです。毛様体は、毛様体筋と毛様体突起、毛様体輪から成っている筋肉のかたまりです。

水晶体と毛様体の間には、繊維でできたチン小帯というひも状の組織があり、水晶体を支えています。また、毛様体からはチン小帯が出ていて、それを引っ張ったり、ゆるめたりすることで水晶体の厚さが調整できるわけです。

つまり、近くを見るときには毛様体の筋肉が縮んでチン小帯がゆるみ、水晶体は厚くなることで光の屈折は強くなります。逆に遠くを見るときは、毛様体の筋肉が伸びてチン小帯が緊張することにより、水晶体の厚さは薄くなって光の屈折は弱くなるのです。

この水晶体の裏には、眼球全体の約三分の二を占める硝子体があります。硝子体は、網膜で囲まれた無色透明の流動体で、血管や神経はなく九九%が水分からできています。

▽脈絡膜――眼の中の暗幕

脈絡膜は、水晶体と硝子体を包んでいる膜のことで、強膜と網膜の間に位置しています。そして血管が多く、虹彩や毛様体に栄養を運ぶ役割を持っています。この虹彩と毛様体、脈絡膜の三つを合わせると、まるでぶどうの房のように

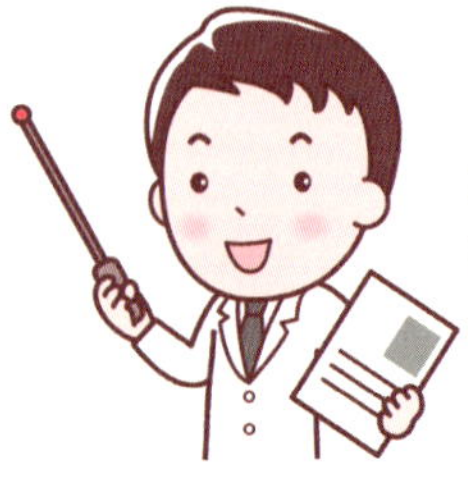

水晶体の裏にある硝子体の99%は
水分からできています

見えることから、ぶどう膜とも呼ばれています。しかし、このぶどう膜にひとたび炎症が起きると、栄養の運びがスムーズにいかなくなってしまい、失明に及ぶ場合もあります。

また、脈絡膜はメラニン色素が大変多く、黒褐色をしています。そして、瞳孔以外から光が入るのを防いでおり、まるで眼の中ではカメラの暗幕のような役割を果たしているのです。

▽網膜・視神経——フィルムと伝達通路

角膜から入ってきた光は、最後に網膜にたどりつきます。網膜は薄い透明な膜でできており、カメラでいうと映像を映すフィルムに相当します。

網膜の薄い膜は、ちょうど脈絡膜の裏側に位置し、十種類の膜の層から構成されています。そして、この層は杆状体《かんじょうたい》（暗い所で見る働きをする細胞）と、錐状体《すいじょうたい》（色を感じる細胞）と呼ばれる二種類の光を受け止める細胞から成っています。

健康診断などでよく「眼底検査」という言葉を耳にしますが、眼底というのはいわゆる網膜の部分です。糖尿病や高血圧といった病気の人などは、とくに網膜の血管に病的変化が起こりやすく、実はその早期発見を目的として眼底検査が行われるのです。

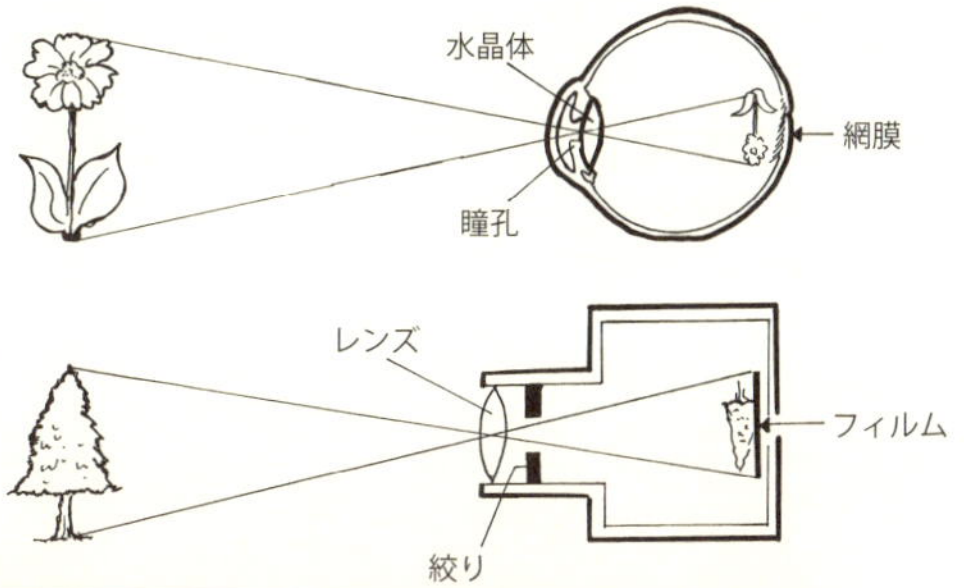

目の仕組みとカメラの仕組み

この網膜の真ん中には、黄斑部と呼ばれる部分があります。ここは錐状体が密集していて、網膜の中ではいちばんピントが合うところです。しかし、ほかの部分は錐状体が少ないために、色はほとんど見分けることができません。

また網膜の視細胞は、眼筋の裏側にある視神経とつながっています。網膜で結んだ映像は、視神経などの視覚伝導路（伝達通路）を経て脳の視覚中枢（大脳の後頭葉）に伝わります。

視神経から大脳へいく途中には光を感じる細胞がないため、その場で物を見ることはできません。しかし、角膜から入った映像が電気信号に変換されて脳にいくまでの時間は、まさに〇・〇二秒という早業なのです。

このように、網膜と脳には密接な関係があります。眼底（網膜）をのぞくことが、体全体の病気の診断に役立っているわけです。

▽眼筋――眼球を動かす

眼球はたえず前後左右に伸びたり縮んだりしながら動いています。つまり、眼球が動くことによって、私たちは物を見ることができるのです。

眼球を動かすためには、眼のまわりの筋肉（眼筋）の働きが重要です。この眼筋と呼ばれるものは左右の眼に六本ずつ（直筋が四本と斜筋が二本）あり、眼球がいずれの方向を向いても正しく対処できるようバランスよく柔軟にでき

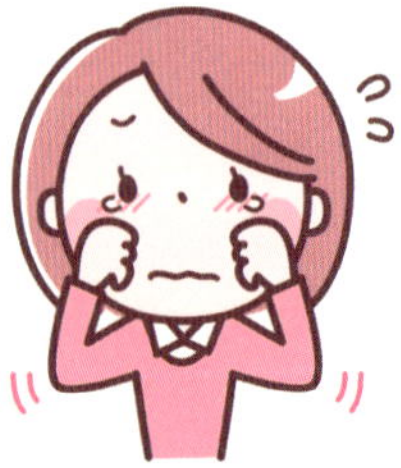

網膜と脳との間には
密接な関係があるのです！

ています。

左右合わせると十二本ある眼筋は、物を見るために一日なんと約十万回も使われており、大変疲れやすい筋肉であるといえます。ですから、なんらかの影響で眼筋が正常に働かなくなると、近視や遠視、斜視、さらには三白眼などの原因になることがあります。

近視や遠視を治していくには、水晶体や毛様体筋、眼筋といった、これらのものから調整していく必要があるといえるでしょう。

▽房水——眼圧を保つ

毛様体では、常に房水と呼ばれる水がつくられています。房水は、まず水晶体と虹彩の間にある後房へと流れ、瞳孔を通ったあとは、角膜と虹彩で囲まれている前房へと流れていきます。この角膜と虹彩の境目は前房隅角と呼ばれ、小さくたくさん開いた孔から房水を眼筋の外へと押し出す働きをしています。

また、毛様体でつくられる房水の量は、前房隅角から排出される房水の量と同じで一定です。このため、眼の中の圧力（眼圧）も、常に一定が保たれているというわけです。しかし、房水の量が多くなりすぎたり、排出そのものに異常が出てしまうと、眼圧が高くなって視神経に悪影響を与えてしまいます。視力低下の原因にもなりやすいので、注意が必要です。

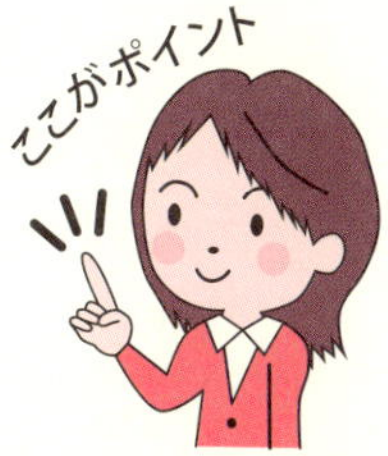

水晶体や毛様体筋、眼筋を調節するような治療をすすめることが、近視や遠視を回復されるためには重要になってくるのです。

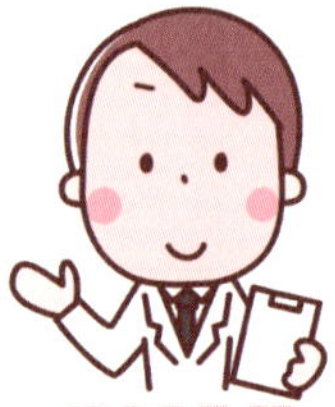

知らないと危険！ 眼の病気とその症状

▽眼が疲れやすい ——眼精疲労・緑内障・斜視・眼筋麻痺

眼が正常で健康な人でも、長時間にわたって眼を使っていれば疲れてしまいます。とくに低血圧の人などは眼が疲れやすい傾向にあるようです。また、メガネのレンズが自分の眼に合っていないときなども眼精疲労を招きやすいといえるでしょう。ほかにも、緑内障や潜伏性斜視、眼筋麻痺といった場合にも眼は疲れやすくなります。

◎眼精疲労（疲れ目）

まず、眼にとても疲労感を覚えるようになります。眼の健康な人であれば疲れないようなことでもすぐに疲れてしまい、眼が重く感じたり、しみるような感じがしたりと、その症状はさまざまです。なかには、眼のまわりや奥のほうに痛みを感じる人もいます。そのまま放っておくとさらに進んで、偏頭痛や肩

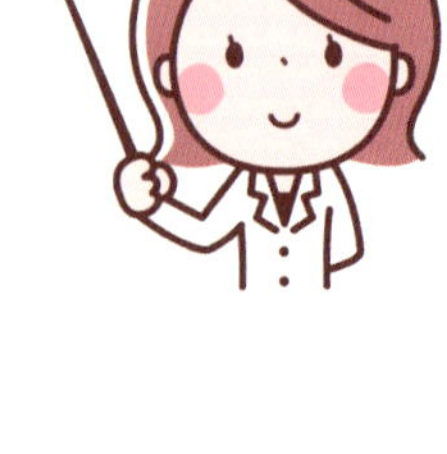
低血圧の人は
眼が疲れやすい
傾向があるようです

こりといった症状が出てきます。また、物が二重に重なって見えたり、かすんで見えたりします。

これらの原因としては、近視・遠視・乱視・老視・結膜炎・寄り眼などがあげられますが、ほかにも神経衰弱や不眠など、体そのものが疲れている場合もこのような症状が出やすいものです。

また、まれにではありますが、脳に腫瘍《しゅよう》ができた初期の頃にも同じような症状が出る場合があります。疲れ目と甘く見ていたら、実は大変な病気だったというケースもありますので、もしこのような症状が続くようであれば、十分な精密検査をする必要があるでしょう。

眼精疲労は、原因を取り除いてやれば自然と治るものですが、それでも改善しない場合は、自分に合ったメガネをかけたり、薬を服用したりといった専門医の治療が必要になってきます。

◎緑内障

眼の中の一定の圧力（眼圧）は眼球の形を保っていますが、これが高くなったときの状態を緑内障と呼ぶわけです。緑内障は早いうちに発見して治療をしないと、失明をする危険がある恐ろしい病気です。

症状としては、慢性のものと急性のものとに分けられます。

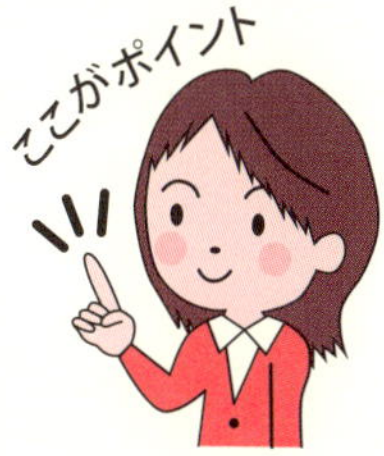

眼精疲労は近視や遠視などによるものがありますが、神経衰弱や不眠など、体そのものが病気で疲れているときにもその症状が出てきます。

慢性の場合は、ゆっくりと視力が下がっていき、途中、眼がかすんだり、疲れたり、痛みを感じたりといったことを何度となく繰り返します。また電灯などを見ると、ぼんやりとまわりに虹のようなものが見えたりします。

急性の場合は、ある日突然に激しい眼の痛みと、頭痛や吐き気、嘔吐といった症状に見舞われます。このような急激な症状の場合は、とくに内臓疾患（胃腸の病気）や脳の病気と間違えやすく、肝心の眼のほうが手遅れになってしまうことがあります。どちらもそのまま放っておくと、視力がどんどん悪化してもとに戻らなくなり、最終的には失明してしまいます。

緑内障は一般に高齢者に多く見られる病気ですが、まれに生まれつきの場合もあります。乳児の眼は非常に柔らかいため、眼圧が異常に高くなってしまうと、眼球そのものは大きく膨らんでしまいます。なかには黒眼が白く混濁したりする場合もあります。

眼の中の液はゆっくりと流れていますが、なんらかの影響で排出口がふさがってしまうと眼の圧力は上がってしまいます。それが主な原因であるとされていますが、ほかの病気が要因で起こる場合もあります。いずれにしても、この病気は神経質な人や気の小さな人がなりやすい傾向にあるようです。

治療法としては、まず点眼薬を中心とした薬物療法によって眼圧を下げなければなりませんが、どうしても下がらない場合は手術が必要です。治療や手術

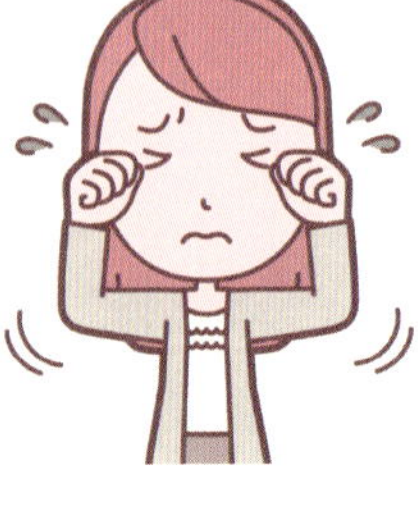

緑内障はそのまま放置すると
失明することもあるので要注意！

を後回しにし、治療を回避しつづけると、本当に取り返しのつかない状態になってしまいます。

◎斜視（寄り眼・やぶにらみ）

両方の眼がまっすぐ正面を向いていないで、片方の眼だけが内側や外側に寄っています。また、両眼ともズレてる場合や、上下に向いている場合もあります。程度は人によってさまざまです。ちょっと見ただけではわからないもの、普段はなんともないのに、ときどき寄り眼になってしまうもの（潜伏性斜視）から、黒眼の部分がほとんど隠れてしまうほどひどいものまであります。

斜視は生まれつきのものや、幼いときにかかった高熱や病気がもとで起きる場合などがありますが、はっきりとした原因はわかっていません。遠視や片方の眼の視力が極端に悪い場合なども、寄り眼になることがあるのです。

ふつう寄り眼は、手術によって治すことは可能です。また、遠視や片方の眼の視力が悪かったために起こった寄り眼は、適切なメガネをかけることで治ります。さらに程度の軽い寄り眼は、両方の眼で物を見るトレーニングを積むことで治ることもあります。

寄り眼の人は、手術を終えても両方の眼で物を見ないクセができているので、両方の眼を使って物を見るトレーニングが必要になってきます。

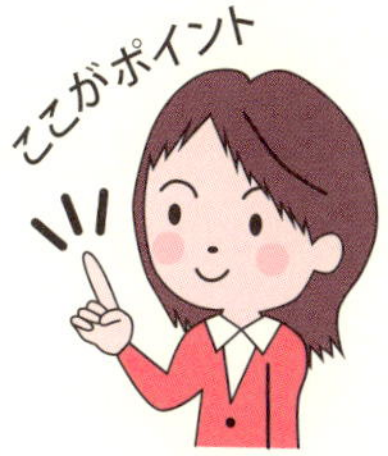

寄り眼は生まれつきのものから幼い頃にかかった高熱が原因のものがあります。手術や早い段階でのトレーニングによって寄り眼は治すことが可能です。

◎眼筋麻痺

物がはっきり二つに分かれて見える寄り眼です。

これは眼を動かす筋肉が麻痺して、眼の動きが鈍くなったときに起こるものです。斜視の場合の寄り眼は、眼つきがおかしいというだけでほかにこれといった症状はなく、眼もよく動きますが、眼筋麻痺はあまりよく眼が動きません。一般の寄り眼とはまったく別のものです。

▽視力が低下し、眼がかすむ
——近視・乱視・遠視・老視・白内障・硝子体混濁・糖尿病性網膜症

近視・乱視・遠視・老視になると、眼の屈折異常によって物がよく見えなくなります。ほかにも角膜や網膜・視神経の病気・白内障・硝子体混濁などがある場合にも視力は低下していきます。

また、糖尿病から視力が低下した場合は、糖尿病性の白内障や、治療を困難とする糖尿病性網膜症が考えられます。

視力低下には慢性で進行するものと、急に見えなくなるものとがあります。いずれにしても、重大な眼の病気の前兆であることも考えられるので、早めに眼科医に診せることが大切でしょう。

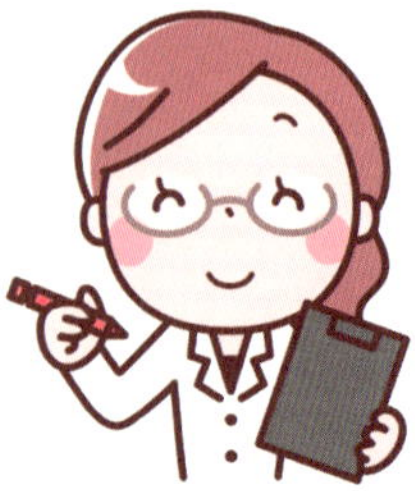

眼筋麻痺と寄り眼は似ていますが
本質的には違うものです

◎近視

遠くの物が見えにくいということが、最大の症状です。強い近視の場合は、眼の中に黒いゴミのようなものや、数珠《じゅず》玉のようなものが飛んで見えることもあります。

近視は、その程度や種類によってすべて一律に扱うことはできませんが、長時間、眼を近づけた作業をしつづけた場合など、眼のレンズそのものが、近くを見る状態のままある程度固まってしまい、今度は遠くを見るときに戻らなくなってしまうことがあります。

この初期の段階を仮性近視（偽近視）と呼んでいますが、この状態が長く続くと真性近視になってしまいます。さらに真性近視は、屈折性近視（後天性の近視）と軸性近視（遺伝性の近視）の二つに分けられます。割合からいくと、屈折性近視のほうが圧倒的に多いといえるでしょう。

近視の人は水晶体が厚くなったまま薄くならない状態にありますが、毛様体筋の働きを高めて、自律神経を強くするようにトレーニングしていけば、治すことは可能です。

仮性近視・真性近視とも専門の眼科医の指示に従って治療するのが最も望ましいのですが、自分でも日常において偏食を避け、正しい照明の下で正しい姿勢で勉強や読書をするよう心がけたいものです。

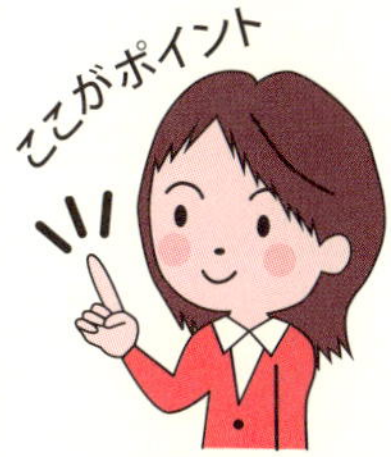

近視の初期の段階を仮性近視と呼んでいますが、この状態が長く続くと真性近視になってしまいます。症状が悪化する前に眼科医に相談しましょう。

また、長時間勉強や読書をしたら、遠くの星などを見て眼を休めるようにすることも大切です。

◎乱視

遠くも近くも見えにくく、さらに眼が疲れやすいというのが乱視の症状です。乱視には、正乱視と不正乱視の二種類があります。

正乱視とは、角膜の歪みによって起こる屈折異常です。しかし、軽度の角膜の歪みは誰にでも見られるもので、眼が疲れるだけで視力そのものに問題がなければ、心配はいりません。

一方、不正乱視は、眼の病気や負傷などで角膜にくもりや傷ができ、それが原因で屈折異常となり、物がダブって見えたりするものです。角膜の損傷が激しい場合は、角膜の移植手術を行ないますが、あまりひどい状態に至ってないものは、メガネを使うのがよいでしょう。

◎遠視

遠視は大きく分けると、近視と同じように屈折性遠視と軸性遠視の二つに分けることができます。屈折性遠視は、水晶体の屈折力が弱いために像が網膜の後方に結ばれてしまうものです。

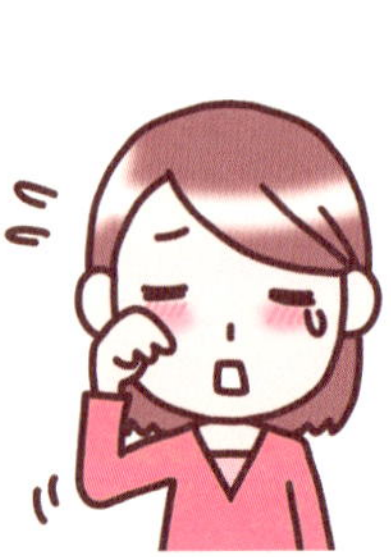

乱視には正乱視と
不正乱視があります

近視・遠視の仕組みとメガネ

近視眼

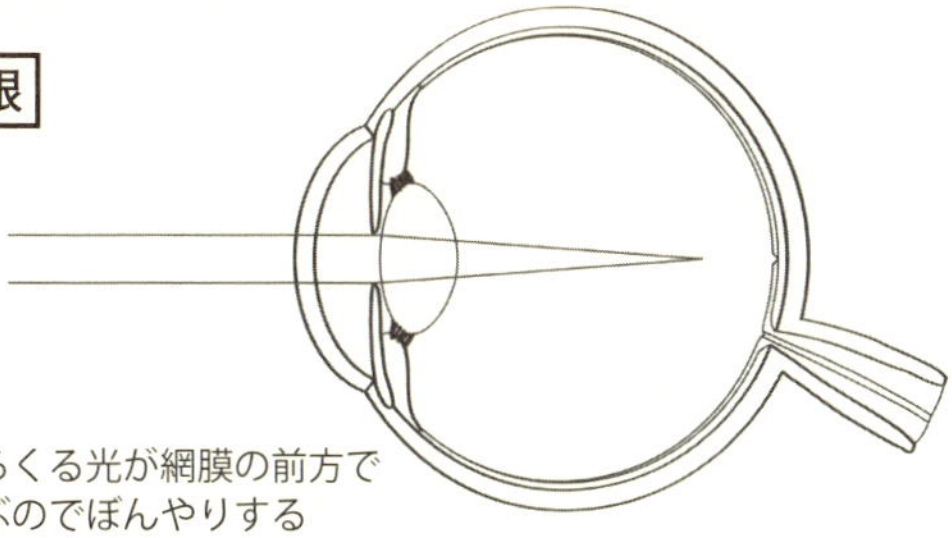

遠方からくる光が網膜の前方で
像を結ぶのでぼんやりする

遠視眼

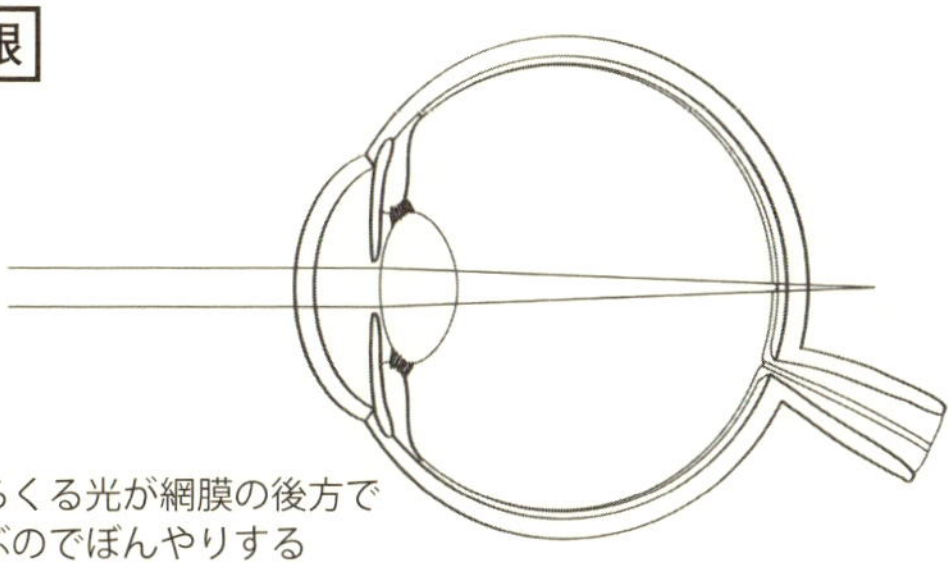

遠方からくる光が網膜の後方で
像を結ぶのでぼんやりする

メガネ

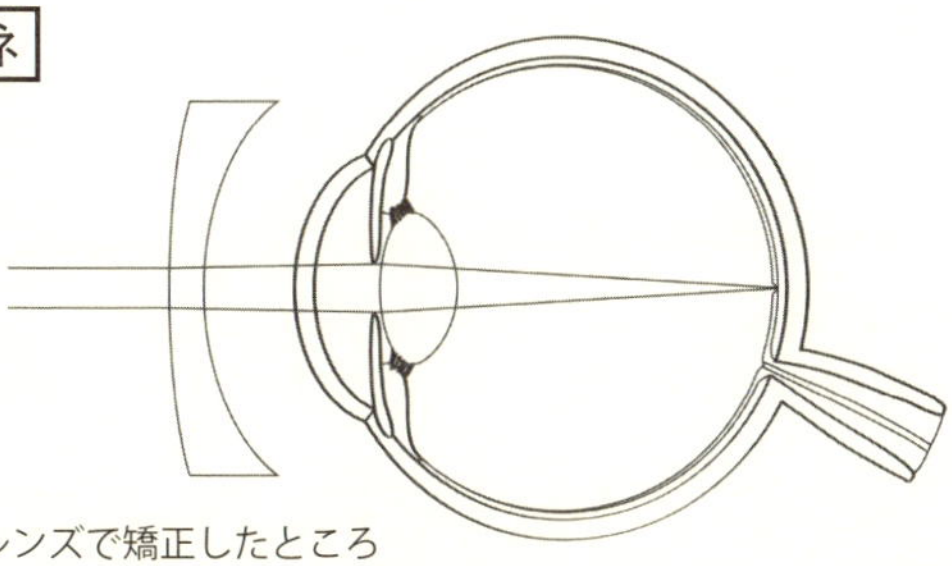

像を凹レンズで矯正したところ

軸性遠視の場合は、水晶体の屈折率は正常なのですが、眼軸が短いために像が網膜の後方に結ばれてしまうものです。

軽い遠視は、遠くの物が比較的よく見えます。近くの物もほとんど見えているのですが、近くを見るときには、正視眼の人よりも眼のレンズに力を入れて見ているため、大変疲れやすいといえるでしょう。そして、強い遠視になると、近くの物だけではなく遠くの物まで見えにくくなってくるのです。

遠視の原因には先天的なものが多いため、近視に比べると「メガネやコンタクトレンズで眼を正しい状態に近づける必要がある」と考えるのが一般的なようです。しかし、とくに小さな子どもが「遠視です」といわれたからといって、すぐにメガネをかける必要はありません。

人間の眼は、みんな生まれたときには実は遠視なのです。それが成長するに従い正視眼となっていき、小学校の一～二年生頃に眼は完成されるわけです。ですから、多少遠視傾向の眼であったとしても、すぐにメガネをかけたりはせず、眼の発達を促すような環境に身をおいて視力回復に力を注ぐべきです。

遠視の人の眼は、近視の人とは逆に水晶体が薄くなったまま厚くならない状態ですが、これも近視の人同様、毛様体筋と自律神経のトレーニングを積むことで、視力をある程度まで回復させることが可能です。

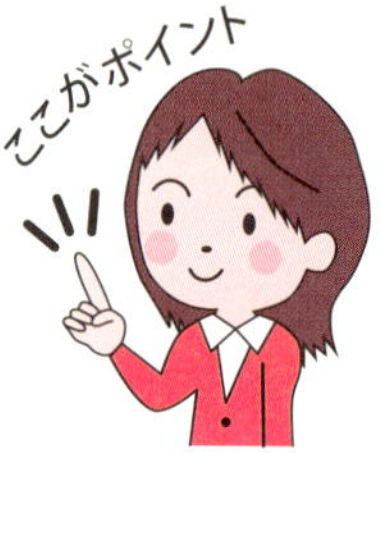

遠視は遠くが見える症状かと思われがちですが、強い遠視になってしまいますと、近くのものはもちろん遠くのものまで見えづらくなります。

◎老視（老眼）

高齢者になって新聞や本などが読みにくくなり、読むときに少し遠くに離してからではないと見えないというのが老視です。また、はじめは明るい所で読めても、少し暗い所になってしまうと、見えなくなるということもあります。

とくに、女性などは針仕事をする段になって、今まで通せたはずの針の穴が急に通せなくなったというのはよくあることです。こういうときは少し遠くへ離すと通りますが、実際のところ、私たちの視力は四〇歳でほぼピークを迎え、それ以降は徐々に下降線をたどっていくようです。

人間の眼は遠くを見たり、近くを見たり自由にできますが、これは見る距離によって、眼のレンズがひとりでに厚くなったり薄くなったりするためです。年を重ねてくると、このレンズの働きが自然と鈍くなり、近くの物にピントを合わせることができなくなってしまい老眼になるわけです。

また、一般的に近視の人は老眼になるのが遅く、遠視の人は早く老眼になるともいわれています。しかし、始まりはどうであれ、いずれも年を経るに従って老眼の度が進んでいくことには変わりありません。

メガネをかけていても、かけていなくても、定期的に眼の検査をすることが必要なのです。

視力は40歳をピークに
次第に衰えていきます

◎白内障

眼の中のレンズが白く濁って、瞳が白くなってきてしまいます。白内障には、先天性のものと老人性のもの、事故などのケガが原因でなるものと、病気が起因しているものとがあります。

どの場合も視力が低下します。しかし、その程度はまちまちで、物が少しかすんで見え、薄暗い所のほうが見えやすいという軽いものから、光がおぼろげに認識できるというひどい症状のものまでさまざまです。

レンズの濁りがまだ端のほうにあるときは、瞳は白くならず視力もよいのですが、だんだんと進行して中心部まで出てくると、瞳孔は白くなってしまい、光さえも見えなくなってしまいます。

先天性の白内障は、遺伝によるものと、胎児のときに受けた影響で起こったものとが考えられます。また、若いときには透明であったレンズが、年齢とともにだんだん濁ってくるのは老人性の白内障です。ほかにも、眼の中の病気のために、レンズの栄養が悪くなって起こる場合もあります。

ケガによって起こるのは、眼を突いたり、切ったりして、直接レンズの膜を損傷したものと、眼を強打したために起こるものとがあります。また、糖尿病その他の全身の病気が起因しているものもあります。

レンズそのものの濁りがまだ軽く、視力が比較的よい白内障は、点眼薬など

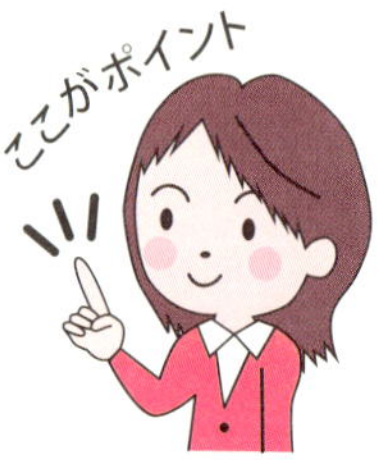

白内障とひと口にいっても、物が少しかすんで見え、薄暗い所のほうが見えやすいという症状から光がおぼろげに見えるいった症状まで、さまざまです。

の薬物で進行を抑制します。

一方、視力が悪いものは、手術によって濁った水晶体を取り除き、代わりに人工の水晶体を挿入しなければなりません。

◎硝子体混濁

眼の前に、黒い影のようなものが飛ぶように見えます。形はいろいろですが、点らしきものやひものような細いものが、いちばん多いようです。

黒い影は、白い壁や空などを見たときに気づきやすく、眼球を動かしてみると一緒に動いてきます。また、まれにですが、赤や灰色といった色も見えます。それは強い近視や眼底出血などが原因となっているわけです。

正視眼でも注意して見てみると、半透明の点やひも状のものが見えたりすることがありますが、これは病気などではありません。

◎糖尿病性網膜症

糖尿病性網膜症は、文字通り糖尿病からくる病気です。網膜の毛細血管に血管瘤ができて、それが破れて出血したり、閉塞して白斑が生じたりします。出血はやがて網膜だけではなく硝子体にも現れはじめ、増殖性変化ののち最後には網膜剥離を併発して失明に至るという怖い病気です。

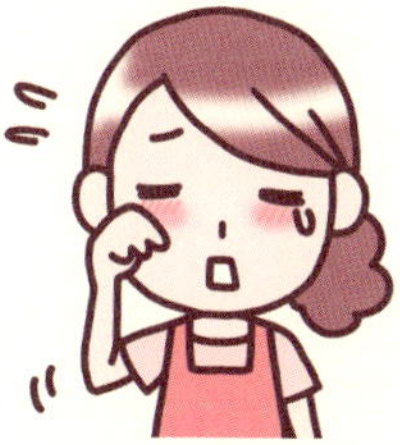

白内障のひどい症状になると
手術を受けなければなりません

現在、成人の失明原因の第一位は、この糖尿病性網膜症なのです。この病気は、血糖値コントロールを失敗することで発症しやすい状態をつくってしまいます。逆にいえば、血糖値を常にコントロールしていれば、発病はしないということにもなるのです。

しかし、糖尿病性網膜症と診断され、たった一度でも眼底出血をしてしまった場合は、どんなに血糖値をその後コントロールしても、網膜症そのものはどんどんと進行してしまいます。そして、病気が進行してしまった場合、レーザー光凝固ではもはや抑えることはできません。そういった意味からも、この糖尿病性網膜症の治療は困難をきわめるものとなっています。

糖尿病が発生してから網膜に病気が及ぶまでの時間は、個人差はありますが五〜十年が平均的な数値です。まれにではありますが、糖尿病性網膜症と診断されても視力が侵されない場合があります。ですが、視力がよいからといって安心してはいけません。糖尿病と診断されたら、必ず定期的に眼科にも通って眼の検査を受けるようにしてください。

また薬以外にも、食事療法や運動療法を積極的に取り入れて、血糖値コントロールをうまく行えるようになりましょう。

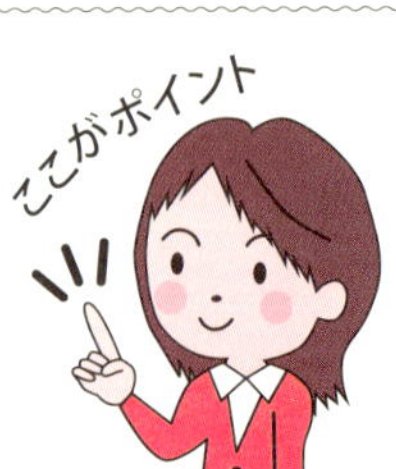

糖尿病をそのまま放置し、さらに悪化させると、最終的には失明してしまいます。成人の失明の原因一位は糖尿病が原因です。

▽眼が充血し、眼ヤニが出る ——結膜炎・虹彩毛様体炎

眼精疲労でも眼は充血しますが、結膜炎なども細菌などの影響で、眼が真っ赤に充血します。また、虹彩毛様体炎も白眼の部分が充血し、眼に鈍い痛みを伴います。

ほとんどのケースの場合、充血に伴って眼ヤニが出ることが多いのですが、実はこの眼ヤニと思っているもののなかには、眼から出てくる脂肪の場合があるので要注意です。

強い充血とともにひどい眼ヤニが出るときは、眼の炎症が考えられますので専門医の治療を受けるようにしてください。

◎結膜炎

結膜炎には大きく分けて、急性結膜炎と慢性結膜炎があります。

急性結膜炎（はやり眼）は、白眼やまぶたの裏側が急に真っ赤になって腫れて、眼ヤニがたくさん出てゴリゴリしたり、涙が出たり、痛んだりして、これらの症状がだんだんひどくなる病気です。またまれに、まぶたの裏側に白い膜ができることがあります。はやり眼にもいろいろと種類があって、早く治るものと、

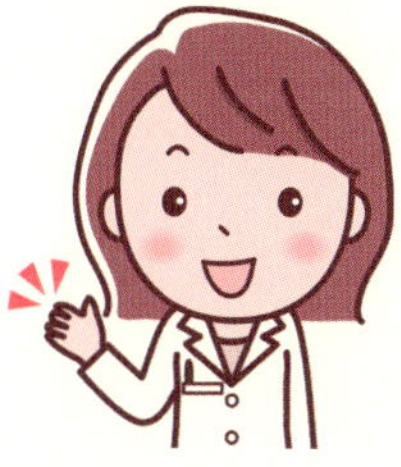

強い充血と目ヤニが出たら
専門医を受診しましょう！

なかなか治らないでほかの病気を引き起こすものとがあります。また、完全には治りきらないで慢性化し、いつまでも眼ヤニが出たり充血が取れなかったりする場合があります。

原因としては、細菌やウイルスが直接眼に入って起こるものや、強い紫外線や薬品などの影響で起こる場合などさまざまです。

細菌性のものは眼を洗って冷やすようにしますが、同時に抗生物質や点眼・内服薬といったものが必要です。ウイルス性のものは、合併症を防ぐために、ビタミン剤などが用いられます。また、感染しやすいものは、まわりの人にうつさないように細心の注意を払いましょう。

一方、慢性結膜炎は結膜の慢性の炎症の総称で、症状によって細かく分類されます。厳密に区別することは困難ですが、慢性カタル性結膜炎、慢性ロホー性結膜炎、あるいは、急性の結膜炎やトラコーマが慢性に転じた場合があります。症状としては急性結膜炎同様、眼の充血に始まって、眼ヤニや涙が出て、かゆみなどを伴う感じになります。

また、結膜炎とは違いますが、幼児や学童によく現れるものとして「結膜ロホー症」という病気があります。これは結膜にロホーと呼ばれる水疱状のぶつぶつができるのですが、眼ヤニが出たり、眼が赤くなったりという症状はありません。

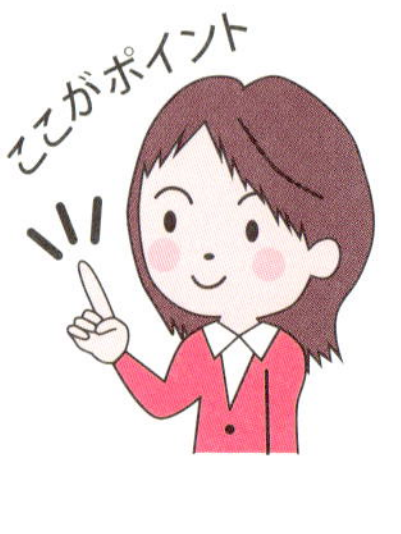

結膜炎の原因は細菌やウイルスが直接眼に入ってくるものから。強い紫外線や薬品などの影響で起きるものなどさまざまです。

◎虹彩毛様体炎

虹彩毛様体炎は、白眼の、とくに黒眼の周囲が赤く充血します。なんらかの影響で虹彩や毛様体に炎症が起きると視力が低下し、光に敏感になってまぶしく感じることがあります。また、鈍い痛みを伴います。涙はたくさん出ますが、眼ヤニは出ません。眼の中の水が濁るために、物が見えにくくなることもあります。

病気が重い場合や、治療が遅れた場合などには、眼の圧力が上がったりすること（続発性緑内障）がありますし、虹彩の色素がレンズに付着して白内障を引き起こすこともあります。

これらの炎症が、さらに奥の脈絡膜にまで進んだものを「ぶどう膜炎」と呼んでいます。

特殊なぶどう膜炎としては、体の皮膚に白い斑点ができたりします。髪の毛が白くなり、頭痛やめまいなどとともに前出の眼の症状をも引き起こすもの（原田病）もあります。

何度もぶどう膜炎を繰り返し、眼の中に膿がたまるようになり、皮膚や粘膜にも病気が起こるものを、ベーチェット症候群と呼んでいます。

また、片眼に傷を受けて、毛様体と呼ばれる部分が大きく傷ついた場合は、傷を受けてから二週間～六ヵ月ぐらいの間に、健康な眼のほうにぶどう膜炎を

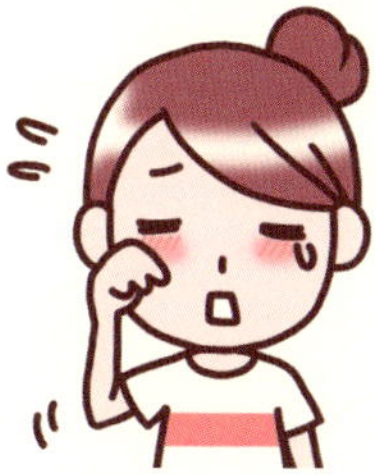

黒眼の周囲が赤く充血したら
虹彩毛様体炎の疑いがあります

起こすことがあります。

虹彩毛様体炎を引き起こす原因はいろいろありますが、外傷（強打によるもの）や、細菌の感染・結核・梅毒・ウイルスなどのほかに、熱の高い病気や糖尿病などによっても起こる場合があります。また、虫歯や扁桃炎などの病気がほかにあって、そこから二次的にうつることもあります。炎症が起きてしまった場合、医者の指示に従って治療しなければなりませんが、なるべく安静にして、光の刺激やその他の刺激物は避けるようにすることが重要です。

▽物が二重に見える ——角膜の濁り・水晶体の濁り・眼筋麻痺

角膜や水晶体に濁りが生じてしまうと、物が二つにダブって見えたりすることがあります。また、眼球ではなく、脳の神経（眼球を動かす動眼、外滑車神経）そのものに故障が発生し、眼筋麻痺を生じた場合も物が二つに見えることがあります。

◎角膜（前出・41頁参照）
◎水晶体（前出・45頁参照）
◎眼筋麻痺（前出・54頁参照）

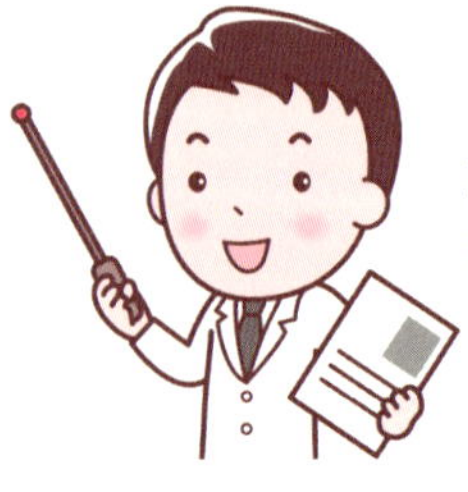

軽い眼精疲労でも
眼が痛くなることがあります

▽眼が痛む
――外麦粒種・角膜潰瘍・角膜ヘルペス・虹彩毛様体炎

ちょっとした眼精疲労でも、眼は痛むことがありますので、あまり必要以上に神経質になることはありません。しかし、なかには赤く腫れているとか、傷があるとか、かなりはっきりとした所見が伴うものもあります。

たとえば、まぶたが赤く腫れていて一ヵ所やや硬い部分があり、そこを指で押さえると痛みを感じる場合は、外麦粒種（ものもらい）が考えられます。それ以外でも、痛みを伴う病気としては、角膜潰瘍、角膜ヘルペス、虹彩毛様体炎などがあげられます。

また、眼球を上下左右、斜めといろいろな方向に動かして痛みを感じる場合は、眼筋もしくは、周辺組織の病気なども考えられます。

◎外麦粒種（ものもらい）

まぶたのかゆみに続いて、まぶたの一部が赤く腫れ上がります。痛みが強く、白眼の部分も赤く充血し、眼が開けられなくなることもあります。

結膜炎が先行する場合が多いのですが、二～三日すると外から膿がたまっているのが見えるようになります。やがて自然に破れて膿が出ると、痛みや腫れ

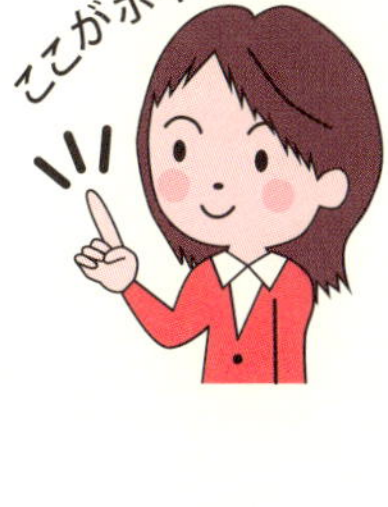

ものもらいは自然に治癒することもありますが、かゆみがあったりして、つい手でこすったりするとよけいに悪化させてしまいます。

は治まってきますが、再発しやすい傾向にあります。

汚い手で眼をこすったりすると、化膿を引き起こす細菌がまつげの根元から入り込み、化膿します。糖尿病・貧血などの病気によっても起こりやすく、成人になってしばしば、ものもらいに悩まされている人がいるとしたら、これらの病気にも気をつけなければなりません。

ものもらいは、自然に破れて治ってしまう場合もありますが、やはり日数がかかります。かゆみがあったり、痛んだりすると、つい手でこすったりして膿を広げてしまうので、よけいひどくなってしまうことがあります。最悪の場合、膿が奥のほうへ入り込んで失明してしまいます。血液に細菌が入ってしまうと、生命を落とすこともあるのです。

また、内麦粒種といって、一見外麦粒種と同じような症状を引き起こすものがありますが、これは外麦粒種とは異なり、まぶたの裏側に膿をもちます。

◎角膜潰瘍

角膜潰瘍は、黒眼の表面が侵される病気です。若い人からお年寄りまでかかります。症状としては、潰瘍が始まるとまぶしい感じや、眼の痛み、ごろごろする感じがあって、涙が出ます。また、白眼の部分が赤く充血します。

潰瘍は、しだいに白い濁りを残しながら治っていきますが、治ったのちは白

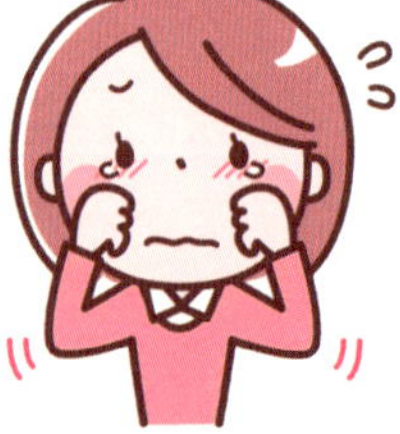

角膜潰瘍には細菌による
感染が多いです

い濁りのために視力が低下することがあります。視力の程度は、その潰瘍の種類と位置によって左右されますが、比較的経過のよいカタル性角膜潰瘍から悪性になりやすいのです。

そのほかにも、失明の恐れがある葡行性《ほこうせい》角膜潰瘍や、蚕蝕性《さんしょくせい》角膜潰瘍など、いろいろな種類があります。角膜潰瘍になる原因は細菌感染が多いのですが、ウイルスが感染して起こる場合もあります。

◎角膜ヘルペス

角膜の表層部に樹枝状の潰瘍をつくる病気です。ごろごろする感じや、まぶしい感じがあり、涙が出て痛みを伴います。

角膜ヘルペスは、ヘルペスウイルスが原因で起こりますが、これが角膜中央部に進行してくるとしだいに視力が低下してきます。ですから、病気が角膜上層部にあるときに治療を受けないと、円盤状の角膜炎を起こし、濃い混濁を生じたのち失明します。また、ステロイドホルモンの点眼は、角膜ヘルペスを誘発する場合があるので注意が必要です。

◎虹彩毛様体炎（前出・65頁参照）

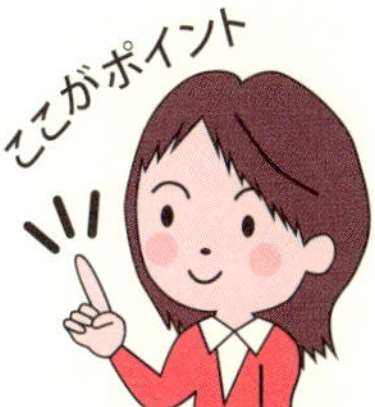

角膜ヘルペスは、ヘルペスウイルスが原因で発症します。進行が進むと最悪失明もありえますので注意が必要です。

▽光がまぶしい、涙が出る
――角膜実質炎・逆さまつげ・涙のう炎・角膜ヘルペス・虹彩毛様体炎・白内障

ごろごろした異物感があり、なんとなく眼が重いという症状に見舞われやすく、また、やけにまぶしさを感じたり、涙が出たりする主な病気では、角膜実質炎・逆さまつげ・角膜ヘルペス・虹彩毛様体炎・白内障などが考えられます。とくに涙が多く出る病気では、涙のう炎（涙眼）があげられます。

◎角膜実質炎

まぶしい感じがあり、涙が出ます。また、ごろごろした異物感を伴うことがあります。はじめ黒眼の一部分が白く濁ってきて、やがて黒眼全体に広がっていきます。まれに一部分だけに留まることがあります。白眼は赤く充血します。治りかけてくると、まわりからだんだん淡くなってきて、少しの濁りを残して治ります。重症の場合は、緑内障や白内障を引き起こして失明する場合があります。緑内障や白内障は前述のように恐ろしい病気です。病気の発生から治るまでの経過は一般的に長く、三〜六ヵ月ぐらいかかります。

原因の多くは梅毒性で、そのほかに結核などでも起こります。治療法としては原因となる病気の治療をまず行うことが先決です。

角膜実質炎は緑内障や白内障を
発症させることもあります

◎逆さまつげ

まつげはふつう、まぶたの縁から外に向かって生えています。しかし、まつげが内側の眼のほうに向かって生える場合があり、これを逆さまつげといっています。

逆さまつげは、睫毛《しょうもう》乱生といって外のほうへ向けて生えているものや、内に向かって生えているものもあるバラバラな状態の場合と、全部そろって眼のほうに向いている場合の睫毛内反とがあります。

まつげがたえず黒眼をこするので、涙や眼ヤニの原因にもなり、白眼部分も赤くなり、ごろごろした感じがあります。

また、角膜に傷をつけたりする場合もあり、そのためにあとが白く濁って、視力が低下することがあります。

逆さまつげは生まれつきのものと、トラコーマや眼のふちの炎症などが原因になって起こる場合、老人などが下まぶたがたるんでしまって内反する場合などがあります。軽いものは、成長するに従って自然に治る場合がありますが、ひどいものは手術を必要とします。

◎涙のう炎（涙眼）

最も多い症状は、涙が出ることです。程度はさまざまですが、眼頭が潤む程

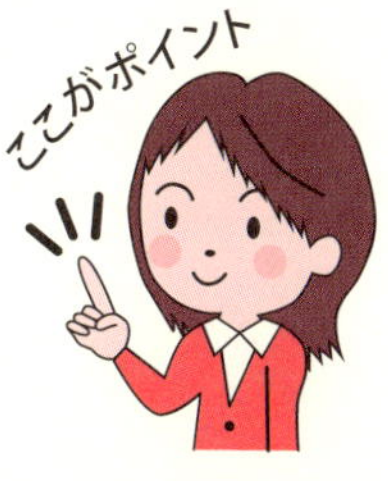

逆さまつげは成長するにつれ自然に治るケースがありますが、症状が悪化すると手術が必要となる場合もあります。

度の軽いものから、常にハンカチで涙を拭いていなければならない重いものまであります。

涙のう炎には、慢性涙のう炎と急性涙のう炎があります。慢性は、涙の袋に軽い炎症が起きていて、それが長期間続いているものです。眼頭を指で押したりすると、黄色もしくは白の濁った膿が出てきます。急性のほうは、眼頭の部分が赤く腫れて、ひどい痛みを伴います。ときには頬のほうまで腫れることもありますが、さらにひどくなると寒気や熱を伴います。そして、この時期が過ぎ去ると数日で膿がたまってブヨブヨし、やがて破けてしまいます。

涙眼は、涙の通り道がふさがったり狭くなったりすると、涙の流れるところがなくなって、眼からあふれ出るわけです。これはトラコーマや肺炎球菌、ぶどう球菌などの細菌が涙の通り道に炎症を起こすと、腫れて壁が厚くなってしまうからです。

涙は流れずにたまっていると、だんだん膿に変わってきます。

◎角膜ヘルペス（前出・69頁参照）

◎虹彩毛様体炎（前出・65頁参照）

◎白内障（前出・60頁参照）

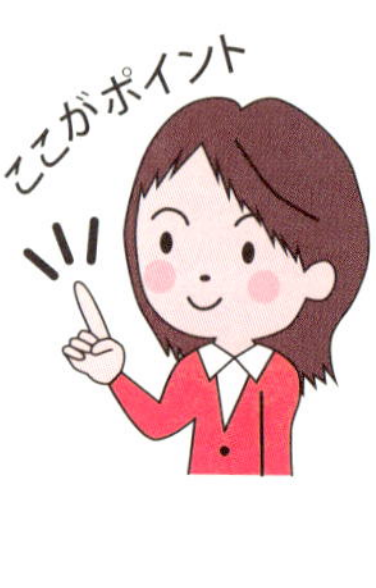

涙のう炎には、慢性と急性のものがあります。

▽視野が欠ける——緑内障・網膜剥離・中心性網脈症・眼底出血・視神経萎縮

緑内障・網膜剥離・中心性網脈症・眼底出血・視神経萎縮などは、視力が悪くなって見える範囲が非常に狭くなってくる病気です。

このほかにも、脳下垂体や視覚中枢付近に病気があると、両眼ともに半盲状態になる場合があります。

◎緑内障（前出・51頁参照）

◎網膜剥離

眼底の膜がはがれてしまう病気です。はじめは眼の前に黒い点やひも状のものがチラついたり、眼の中に光が見えたりします。その後、眼の上下左右の端のほうが見えなくなってきます。

病気が進行すると見えない範囲がどんどん広がっていき、それが中心まで及ぶと視力はかなり悪い状態になります。眼が赤く腫れたり、痛んだりすることはありませんが、この病気になると眼が柔らかくなってきます。

網膜剥離は強い近視にしばしば起こりますが、はっきりとした原因はわかっ

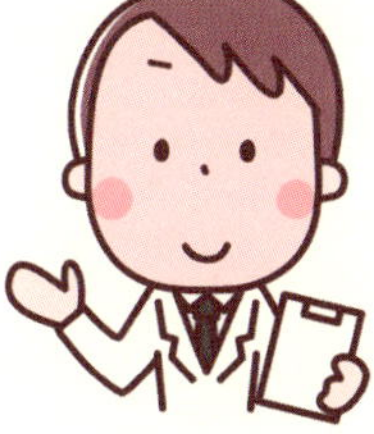

視野が欠けてきたら専門医に
早めに受診することが賢明です

ていません。それ以外にも、ほかの眼の病気に続いて二次的に起こるものや、眼のケガなどによって起こる場合があります。

◎中心性網脈症

真ん中が見えづらくなり、物が小さく歪んだ状態に見えてしまいます。眼を休ませていると自然と治る場合がありますが、なかなか治らない場合には、網膜の検査をしたうえでレーザー光凝固治療を行います。

この病気は四〇代の働き盛りの男性によくみられ、両眼ともに発病することは少ないといえます。視力低下もあまり重くありません。

原因として考えられるのは、ストレスや過労、睡眠不足などです。

◎眼底出血

出血量と出血した場所によって症状が違ってきます。

眼底の中心部に出血した場合は、出血量がほんの少しでも視力が落ちてしまうので、わりと早期に発見することができます。しかし、中心部から離れたところで出血した場合は、気がつかないことが非常に多いといえます。

軽い症状のときは目先がチラチラするだけですが、ひどくなると眼の前に影のようなものが常にチラついているように見え、真っ暗になって何も見えなく

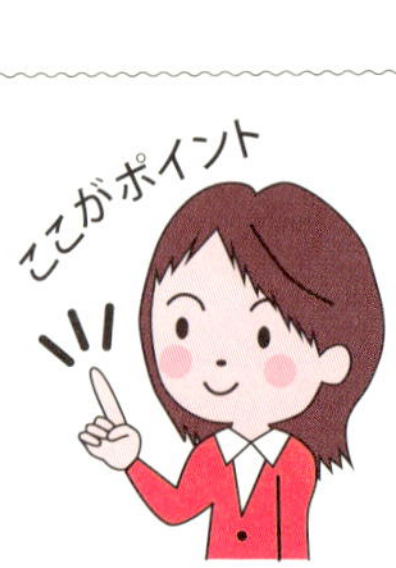

網膜剥離は進行すると、見えない範囲がどんどん広がり、それが中心までに達すると視力はかなり悪化してしまいます。

なってしまうことがあります。

また、出血量が多いときや、出血が頻繁に繰り返されると血液が完全に吸収されなくなり、眼の中が濁って、やがては眼底も荒れて失明してしまいます。

老人などの多くは、高血圧や動脈硬化が原因となって起こりますが、このような病気を持っていて網膜の静脈が詰まってしまうと、網膜静脈血栓症といって、広範囲にわたり出血を起こします。一方、若い人の出血は、その多くが結核性の網膜静脈周囲炎という病気で、頻繁に繰り返し出血するのが特徴です。

そのほか、糖尿病や白血病のように出血しやすい病気がある場合にも、眼底出血が見られるケースがあります。

◎視神経萎縮

眼球から脳へと信号を送る役目である視神経の束が、だんだん死滅してしまう病気です。視力低下に伴い、視野も欠けてきます。痛みはまったくありません。このほかにも、脳腫瘍やケガなどが原因となって起こることもあります。

また、アルコール中毒・動脈硬化・栄養障害・遺伝などが原因になり、さまざまな炎症を引き起こす病気のあとに、引き続いて起こることもあります。

眼底出血は出血した場所により
気がつかないケースがあります

▽物が歪んで小さく見える
――網膜剥離・中心性網脈絡膜症

網膜剥離や中心性網脈絡膜症などの病気のときは、物体が歪んで小さく見えることがあります。また、網膜の病気なども疑われます。

◎網膜剥離（前出・73頁）

◎中心性網脈絡膜症（前出・74頁）

▽眼の中に黒っぽいものや、光や虹が見える
――飛蚊症・硝子体出血・網膜剥離・緑内障

頻発的に眼の中に光が走ったり、黒っぽい影のようなものや虹が見えたりした場合は、飛蚊症・硝子体出血・網膜剥離・緑内障という病気が考えられます。

◎飛蚊症

眼の中を、蚊のような物体（黒っぽい点）が飛んでいるように見えるのを、飛蚊症《ひぶんしょう》といいます。飛蚊症は老化現象としても現れやすく、たいていの場合は心配いりません。しかし、このような症状が頻発して見えるようであれば、精

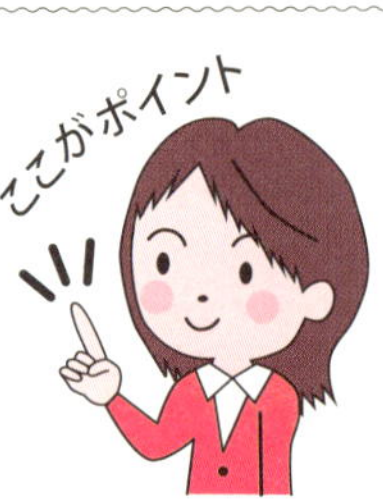

物が歪んで小さく見えるときは検査を受けましょう。

密検査が必要です。

飛蚊症は生理的なものと、病的なものとに分けられます。つまり、硝子体が老化することで生じる飛蚊症と、硝子体混濁が原因となって現れやすい病的な飛蚊症が存在するわけです。後者の場合、眼底出血や網膜剝離などといった病気の前兆として現れることもあるので注意が必要でしょう。

硝子体は、水垢のようなものを年齢とともに蓄積していきますが、これが原因となって飛蚊症が生じます。一般的には五〇歳頃から、老化現象に伴って飛蚊症が始まるといわれていますが、個人差なども関係して、すべての人に生じるわけではありません。

飛蚊症といっても、なかには大病の前兆として現れるものもあるので、生理的なものであっても、年に二～三回は眼科で検査を受けることをおすすめします。

◎硝子体出血

硝子体は寒天状の透明な組織でできています。そして、この硝子体は年齢とともにだんだん液化（液化変性）していくのです。また、老化による生理的な硝子体混濁も見られます。これは、人間が老化に伴って白髪が増えていくのと同じ生理的な現象です。

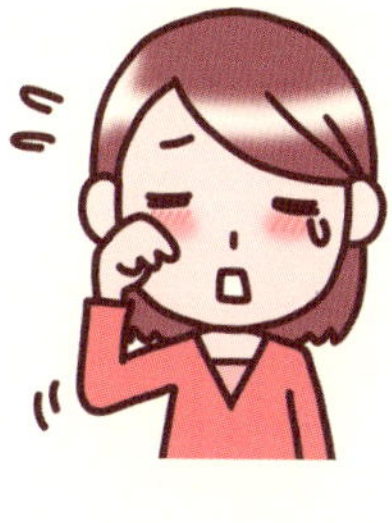

ひんぱんに眼の中に
黒っぽい物体が現れたら
精密検査が必要です

まれではありますが、この液化変性した硝子体が縮むときに、網膜が引っ張られすぎて穴をあけてしまうこと（網膜裂孔）があります。また、眼底出血を引き起こす場合もあります。

出血の原因は眼に受けた外傷や、高血圧・動脈硬化・網膜症といった病気の可能性もあり実にさまざまです。しかし、一方では出血は硝子体を混濁させる原因にもなっているのです。

出血した場合は自然に吸収されていきますが、これが頻繁に出血していると、なかなか血液がひかず、ますます硝子体を混濁させ、失明の危機を招いてしまいます。このように、あまり混濁がひどい場合は、手術によって硝子体を取り除き、代わりに特別に調整した液を注入することもあります。

◎網膜剥離（前出・73頁）
◎緑内障（前出・51頁）

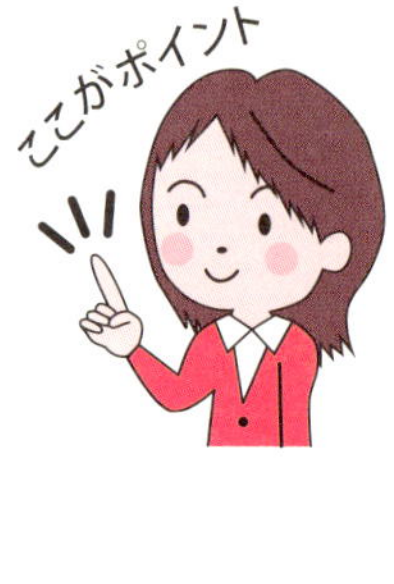

硝子体は年齢とともに徐々に液化していきます。また老化による硝子体混濁も見られます。老化による白髪と同じ現象だととらえてください。

第3章

眼病の早期発見と予防法

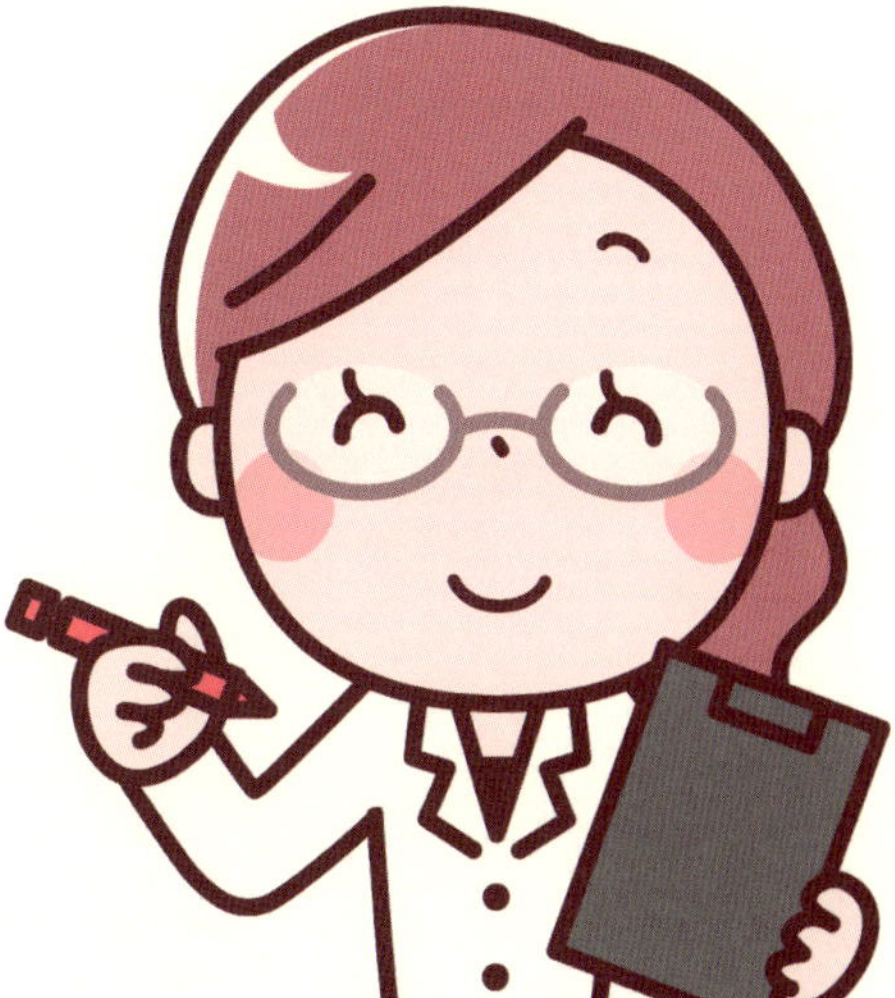

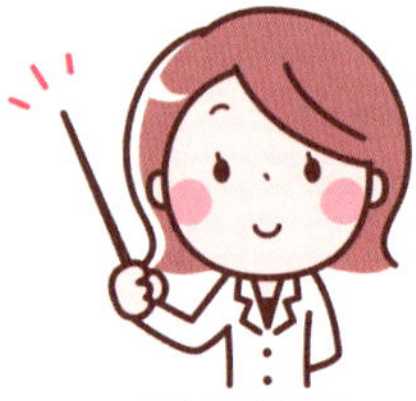

自分の眼の状態と症状に関心を持つ

自分でも気がつかないうちに視力が下がってしまったという人が、私のまわりにもたくさんいます。

ひどい人になると、近視でメガネをかけていても、自分の眼に乱視や遠視が入っていることさえ気がつかない人もいるほどです。

人間は朝起きてから夜寝るまで、実に多くの情報を眼から感じていますが、肝心の眼については、しっかりとしたことを理解している人はあまりいません。

自分にとって、いちばん大切な器官であるにもかかわらず、ちゃんとした認識を持たずに毎日の生活を送っているのです。

もしそのような状態のなかで、間違った認識の一つ一つが、自分自身の眼をかえって悪くしているとしたらどうでしょうか。

眼は、私たちに外界の多くの情報を与えてくれている一方で、あなた自身の心や体の状態も常に監視し、もし何か症状が出たらそっと教えてくれているのです。

自分自身に関係した情報は知ろうとしますが、それと同時にもっと自分自身

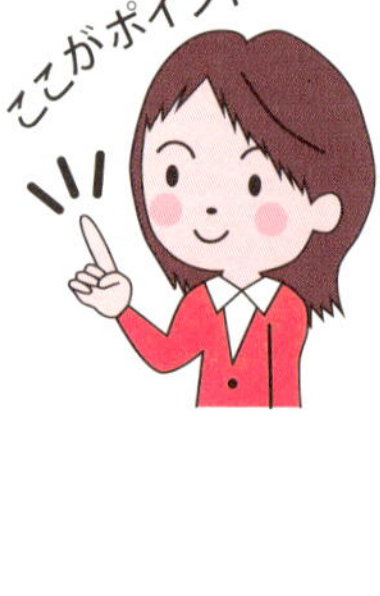

人間は眼からさまざまな情報を得ています。人間にとって非常に重要な器官である眼の知識が少ない人は結構多いものです。

の眼に関しても興味を持たなければいけません。

そうすることで、今まで気づくことがなかったさまざまな症状を知り、大いに自分の健康増進に役立つことになるからです。

自分の眼と向き合うことは、あらゆる病気の早期発見にもつながります。いち早く自分の体の変化に気づくことで、大病を未然に防ぐことも可能なのです。

自分自身の手で自分の眼や体を悪化させてしまう前に、早期発見法と予防法を知り、その知識をあなたの人生に役立ててください。

▽簡単にできる近視の発見法

近視は、近くの物はよく見えるけれど、遠くの物が見えにくいという眼です。近くで本を読んだり、文字を書いたりするときなどでは支障はありませんが、遠くの看板や黒板などに書かれてある文字などはよく見えなくなっています。

日常生活において私たちの眼は、近くの物を見るときには水晶体が厚くなり、遠くの物を見るときには薄くなります。

このように、水晶体が厚くなったり薄くなったりしているのは、毛様体と自律神経の働きがあるからです。

遠くを見つめているとき、私たちの眼の毛様体はゆるんでおり、水晶体の厚さは普通の状態です。

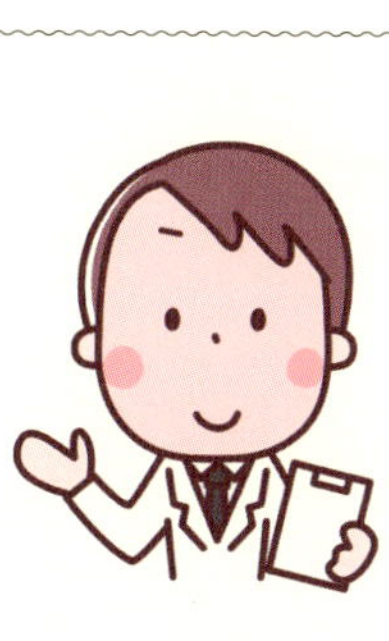
眼の病気の早期発見法と
予防法を知ることは重要です

このとき角膜から入ってくる光は、網膜（眼底）の位置でピントの合った、はっきりとした像を結んでいます。ところが、近視の眼は水晶体が厚くなったまま薄くなりにくく、網膜の少し手前で像が結ばれてしまうために、遠くの物がぼやけて見えてしまうのです。

近視には、屈折度や屈折率の異常からくる屈折性近視と、水晶体の位置の異常や歪みからくる軸性近視があります。

◎近視の発見法…その①

本や雑誌を、眼から約三〇センチ離して5分間ほど読んでください。5分経ったらパッと顔を上げ、五～一〇メートルほど先にあるポスターや看板の文字を見ます。

あなたは、はっきりとその文字を読めますか？

文字はぼやけていないでしょうか？

これは、毛様筋の活動機能をチェックするテストです。軽い近視がある場合は、一、二秒ではっきりと見えますが、視力が落ち込んでいると、見えるまでにかなりの時間を要します。

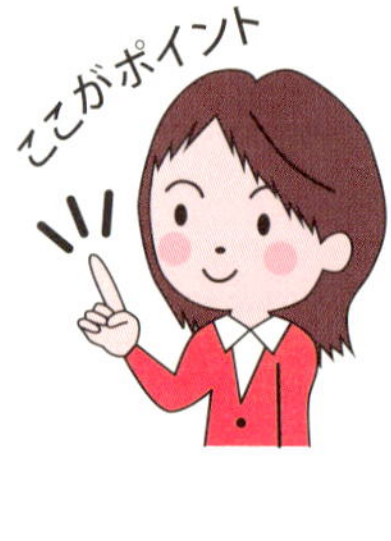

身近な物を活用して、自分が近視であるかどうかは調べられます。早めに自分の症状を知ることは非常に大切です。

◎近視の発見法…その②

近視の人が、よく眼を細めて遠くの物を見ようとしていることがありますが、あれは焦点深度を深くしなければ物がよく見えなくなっているからです。

身近にある物、たとえば、トイレットペーパーの芯（筒状のもの）を眼に当てて遠くを見ます。そして、次にそれを眼からはずして同じ所を見てみます。さて、どちらがよく見えるでしょうか。もし、何もない状態で見るときよりも、何かでのぞいたときのほうが見やすいのであれば、近視の始まりと思わなければなりません。

◎近視の発見法…その③

正視眼の人であっても、明るい所よりも暗い所のほうが視力が低下してしまいます。くもりの日にオフィスや教室などで、部屋の電気をつけた状態のときと、消した状態のときとで遠くを見比べてみてください。もし、明るい部屋で見えていた物が、部屋が薄暗くなることによって見えなくなったとしたら近視の前兆です。

▽簡単にできる乱視の発見法

乱視は、近視に似ていますが違います。最大の特徴としては、物が二重に見

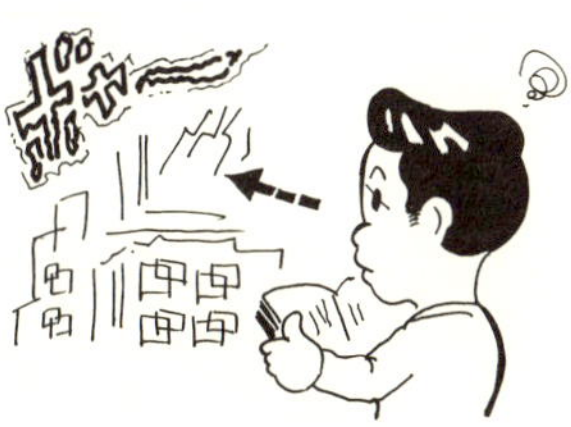

近視の発見法①

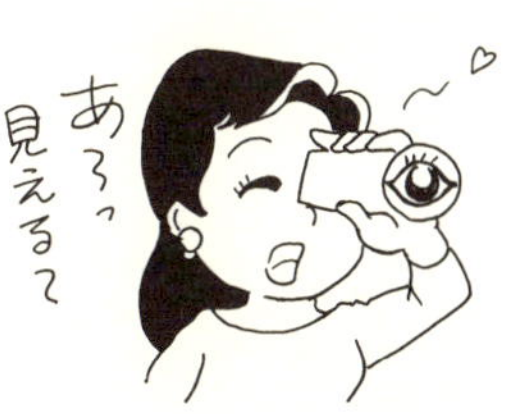

近視の発見法②

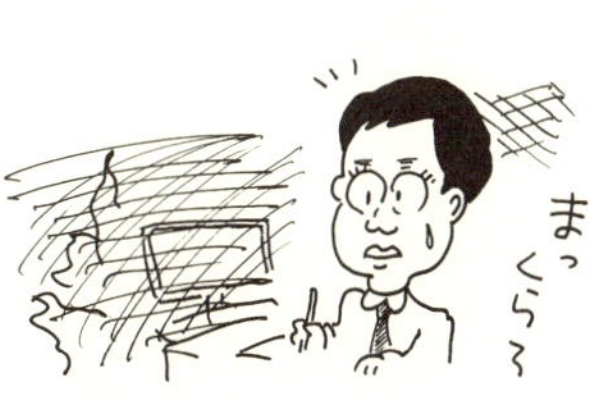

近視の発見法③

えてしまうことです。斜視などの場合も物が二つにダブって見えますが、斜視の場合は片眼を隠せば一つに見えます。しかし、乱視の場合は、片方の眼を隠してもやはり二つにダブって見えるのです。

また、乱視の人は物が二重にダブって見える以外に、物を見ているときに涙が出やすい特徴を備えています。

乱視には正乱視と不正乱視の二種類があります。

正乱視は、角膜が上下左右、斜めから押さえられたように歪んでしまったために、屈折異常によって起こります。視力があって、眼精疲労などがない軽度のものであれば心配はいりません。

不正乱視は、角膜の病気や炎症が原因となって起こる屈折異常です。物が二重にダブって見えたり、ぼやけて見えたりします。また、頭痛などを伴うことがあり、角膜がひどく傷ついたりしている場合には、角膜移植の手術が必要になります。

◎乱視の発見法…その①

正方形の白い紙の中心に一つの正円を描きます。そして、その円の中心で線が交わるように、八本の同じ太さの直線を、同じ角度（二二・五度）で放射線状に描きます。

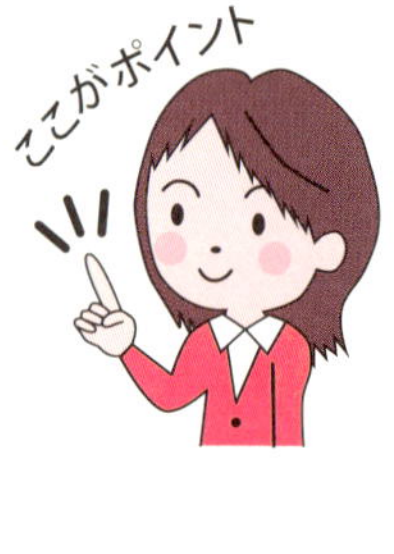

不正乱視になってしまうと、頭痛などを伴うケースがあります。角膜が傷ついている場合には、角膜移植の手術が必要となります。

出来上がったらそれを壁に貼り、三メートル離れた所から紙を見ます。中心の円が楕《だ》円に見えたり、また部分的に線の太さが違って見えたら、乱視の可能性があり要注意です。

◎乱視の発見法…その②

夜、街に出て、店のネオンサインを見てください。光輝いているネオンを直視して、ダブって見えたりしませんか? それからしばらくして普通の映像としてとらえるまでに、三〜五秒以上かかるのであれば、乱視の兆候があります。

▽簡単にできる遠視の発見法

遠視は近視と同様に、屈折異常による視力の異常が見られる現象です。その構造は近視とまったく逆です。

屈折性遠視といって、水晶体の屈折力が弱いために像が網膜より後方に結ばれるものと、軸性遠視といって、水晶体の屈折力が正常でも眼軸が短いために像が網膜の後方に結ばれるものとがあります。

遠視は遠くが見えて近くが見えにくい眼と思われがちですが、実は遠くも見えづらい傾向にあるのです。遠くを見るときはもちろんのこと、近くを見ると

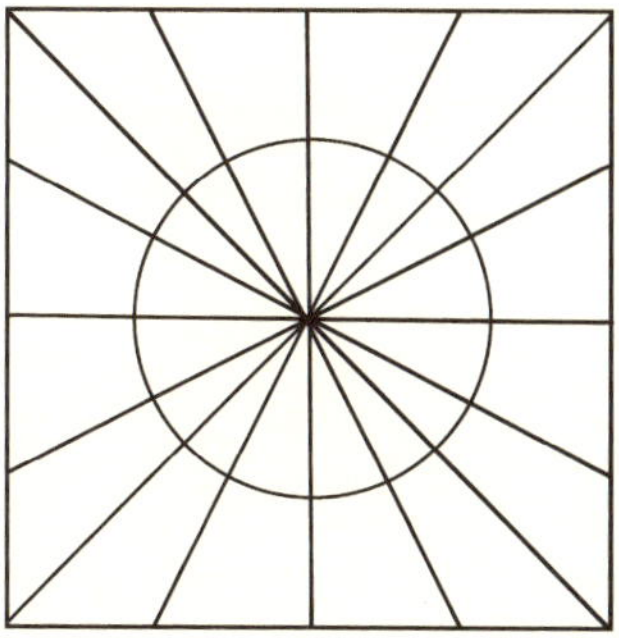

乱視の発見法①

きにも、たえず眼の調節機能を調整していなければならず、異常のない正視眼の人よりも疲れやすいのです。

とくに細かい作業をしているわけでもないのに、眼が疲れやすかったら遠視を疑ってみることです。

◎遠視の発見法

室内で壁に貼ってあるカレンダーを、まず四メートル離れて見てみましょう。はっきりとその数字が読み取れたならば、次に距離を三メートルにして見てみます。そして、次は六メートル離れて行ってみます。

どの距離で見たときが、いちばん数字がはっきりとしたでしょうか。最初の四メートルで見たときに比べ、六メートルで見たときのほうが、よりはっきりとしたというのであれば遠視の疑いがあると思われます。

▽簡単にできる老視の発見法

老視は老化した眼のことです。白髪同様に老化現象の一つとして受け止めるとよいでしょう。

遠視と老視はその症状がよく似ているため間違われますが、遠視が機能の異常であるのに対し、老視は機能の低下であるところに違いがあるようです。

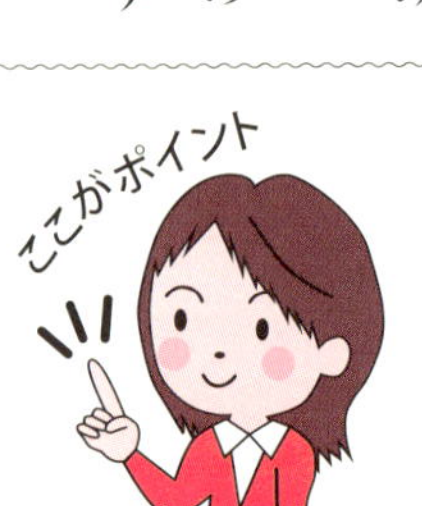

遠視と老視は症状が似ているために同じと考えている人がいますが、遠視は機能の異常であり、老眼は機能の低下です。

眼の老化は、水晶体（レンズ部分）が衰え、機能低下になった状態をいいます。遠くを見たり近くを見たりするときは、この水晶体が厚くなったり薄くなったりして眼のピントを合わせるのですが、老化してしまうと、若い頃のように水晶体が膨らまなくなってきてしまいます。

しかし、これにもやはり個人差はありますから、すべての人に当てはまるというわけではありません。なかには、七〇歳、八〇歳でもまったく老眼とは無縁の人もいます。

では、老眼になる人とならない人とではどこが違うのでしょうか。まず考えられることの一つとして、その人の生活環境があげられます。日常から体を鍛えていた人と、鍛えていなかった人とでは明らかに違いがあるのです。もちろん、生まれ持った要素もあると思います、自分の人生、自分の体調管理に責任を持って日常生活を送っていた人のほうが、やはり生き生きとしています。

老後になって若いときの体と差が出てくる時期は、その人の日常生活において健康に対する考え方の現れでもあるのです。

◎老視の発見法…その①

電車通勤をしている人は、通勤電車での行き帰りに車内の中刷り広告を見てみましょう。もし遠くの広告がはっきりと見やすく、自分に近い手前の広告が

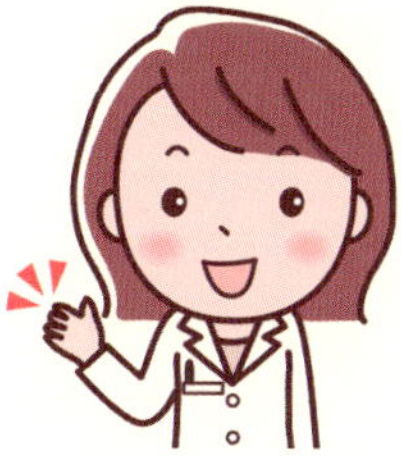
老眼になるかならないかは
生活環境が影響してる
ケースがあります

見づらい場合は、老眼の疑いがある可能性があります。

◎老視の発見法…その②

新聞や本を読むときに何気なく腕を伸ばして、文字を眼から遠ざけてはいないでしょうか。その距離が四〇～五〇センチ以上の場合は老眼といってもいいでしょう。

▽簡単にできる白内障の発見法

白内障は、眼の水晶体が濁ってしまう病気です。

この病気は、なかなか初期に発見することが難しく、瞳がかなり白く混濁してしまってから病気だと気づく人が多いように思われます。

その理由としては、この白内障という病気は水晶体のまわりの部分から濁りだすため、瞳の後方の透明部分と重なり、発病しても自分自身ではあまり気づくことができないからです。また一般的に、睡眠不足や過労気味のときに現れやすい病気なだけに細心の注意が必要となります。

白内障は放っておけば失明の危険もある怖い病気です。治療には一刻を争います。早期発見を心がけて専門医の診察を受けましょう。

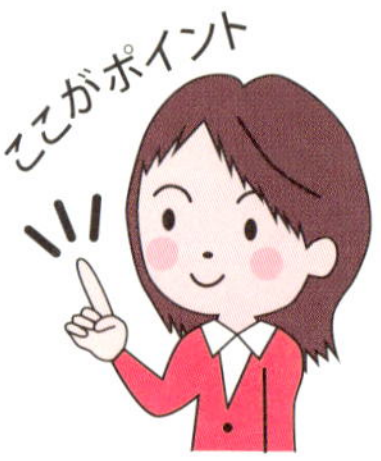

白内障は眼の水晶体が濁ってしまう病気です。放置しておくと失明の可能性もあるので早急の治療が必要となる病気です。

◎白内障の発見法…その①

外に出たとき、いつもより太陽の光をまぶしいと感じたり、また室内においても照明の明るさがやけに眼にチラつくことはありませんか。眼が光に対して妙に敏感になり、乱反射しているように感じたら白内障の疑いは強いと思ってください。

◎白内障の発見法…その②

近くの物（本など）を見ると、眼が非常に疲れることはありませんか。隣の人の顔がぼやけて見えたり、手持ちのメガネをかけても、はっきりと物が見えないときは要注意です。

◎白内障の発見法…その③

以前に比べると明るい所が見えづらくなり、薄暗い所がよく見えるようにはなっていませんか。光に対しては猛烈にまぶしさを感じるのに対し、薄暗い所ではあまり眼も疲れず、本なども楽に読める場合は、白内障の疑いは濃厚です。

▽簡単にできる緑内障の発見法

緑内障は、眼の房水の循環がスムーズに行われないために、眼圧が高くなっ

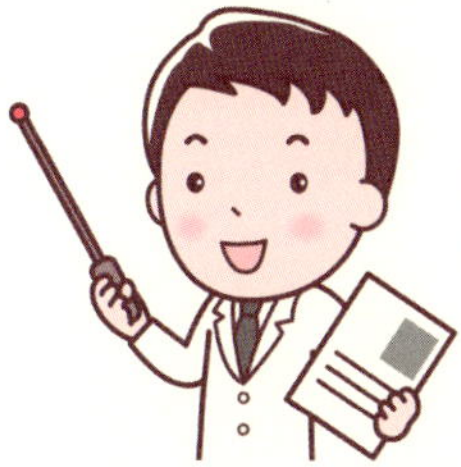

白内障の疑いがあるか
自宅で調べる方法があります

てしまう病気です。

この病気は、先天的な眼の構造に関係しており、かかりやすい人と、かかりにくい人がはっきりとしているのも大きな特徴でしょう。

かかりやすい人は、眼のつくりが比較的小さく、房水の出口が狭い人です。

このような人が年をとっていきますと、筋肉が老化し異常をきたしやすくなります。つまり、房水が流れにくくなって、出口をふさいでしまう傾向が強いのです。

自分の器官がはたして平均的なつくりをしているのか、または、それ以下であるのかといった検査は、眼科に行けばすぐにしてくれます。

また検査によって、その傾向が強いとわかったら、日頃から十分に気をつける必要があるでしょう。

緑内障は、白内障同様に早期発見が難しく、症状がひどくなってから気がつくことが多いために、不幸な結果になってしまった人は大勢います。また、眼に直接的な症状が現れず、嘔吐や頭痛といった内科的な症状を伴うため、ほかの病気と間違われやすいという特徴がある病気ともいえるでしょう。

◎緑内障の発見法…その①

夜中トイレに起きたときなど、部屋の照明をつけて、そのまわりに虹のよ

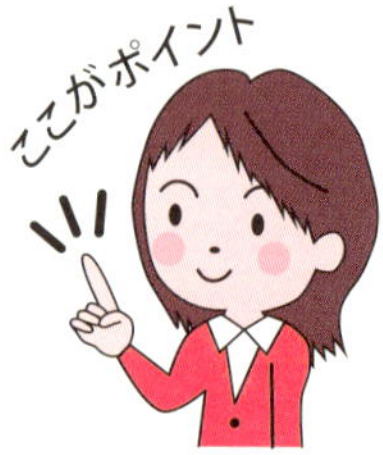

緑内症は症状がひどくなってから発見されるケースが多いものです。内科系の症状が出るために発見も遅れがちです。

うなもの（色のついた輪）を見たりしたことはありませんか？　この虹の輪は、緑内障特有のものです。

正視眼の人でも、暗い所から明るい所に移ったときなど、光を見て虹を見たりすることはありますが、中高年になって、このような症状が出た場合は注意が必要です。

◎緑内障の発見法…その②

過労が続いたときなど、頭痛がして眼に緊張状態（硬いなどの症状）が現れたことはありませんか。眼をさわってみて硬いなと感じたら、一度専門医にみ診てもらうようにしましょう。

◎緑内障の発見法…その③

以前に比べて、視野が狭くなったとは感じていないでしょうか。緑内障は、片眼だけ発病することもあるので、普段から自分の視野を確認しておく必要があります。

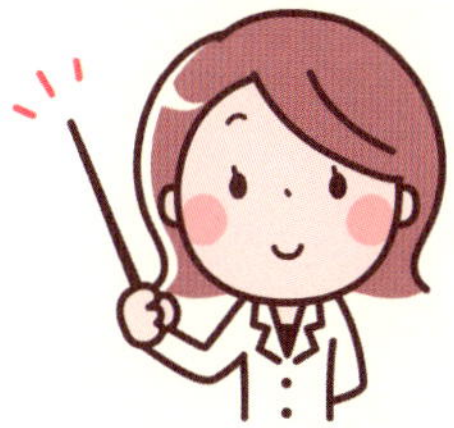

緑内障の疑いがあるか
自宅で調べる方法があります

▽簡単にできる斜視と弱視の発見法

斜視は、恒常性《こうじょうせい》斜視と間歇性《かんけつせい》斜視に分けられます。恒常性斜視は、常に斜視になっている状態のものをいい、間歇性斜視は、普段は斜視には見えないが、何かを見つめたりするとき、なんとなく斜視のような状態になる症状をいいます。

普通、私たちは両眼の角膜から別々に取り入れた光の映像を、脳に伝えることによって一つにまとめ上げ、立体的に像を認識することができます。

しかし、光を取り入れる角膜の機能が片方でも失われてしまうと、左右の眼球の動きが不自然となり、うまく像を結べなくなります。この状態の眼を斜視と呼ぶのです。

また、斜視によって視力の発達が止まってしまった眼を弱視と呼びます。

◎斜視と弱視の発見法…その①

自分の顔の前に鏡を置きます。そして、鏡と顔の中間に指を一本突き出して、爪の部分を見つめてみます。そのときの自分の眼の状態を観察したら、次に指を動かして移動させ、これを視線だけを動かして見つめます。眼の状態が下図のような場合は、斜視であるといえます。

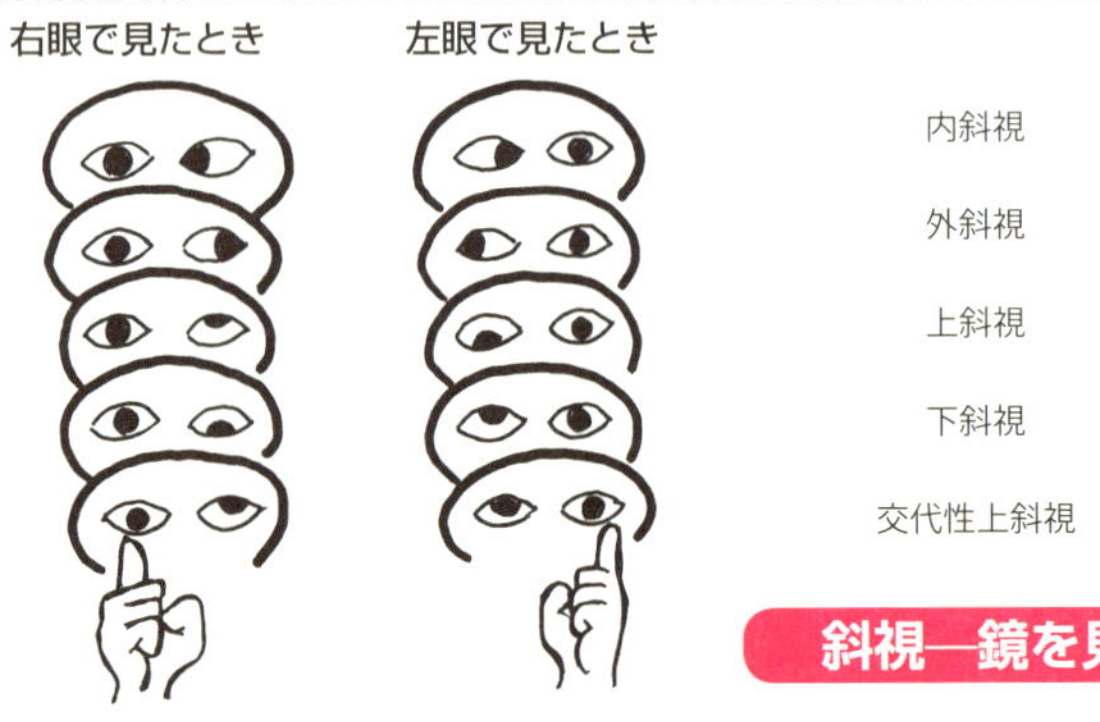

斜視—鏡を見て実験してみよう

◎斜視と弱視の発見法…その②

学校の保健室にあるような視力表を、自分でも簡単につくってみます。そして、それを壁に貼って離れた所から片眼ずつ検査します。もし、片方の眼だけが著しく視力が低かったら、弱視の疑いがあります。

▽簡単にできる色盲と色弱の発見法

眼で見ても、色の判断がつかないものを色盲と呼びます。

ひと口に色盲といっても、全色盲といわれる強度のものから、色弱といわれる軽いものまで、その程度と種類は人によって千差万別です。しかも色盲というのは本人も気づかない場合が非常に多く、軽い症状のものはなかなか発見することができません。

ではその症状はいつ知ることができるのでしょうか。進学や就職前の健康診断や、運転免許取得のときの検査で発見されるというケースが圧倒的に多いものです。

いずれにしても自分が色盲であることに遅くなって気づくと、大変なショックを伴うはずです。

また遺伝的問題ですが、両親が正常でも、子どもが色盲の場合もありえます。というのは、色盲の遺伝形式は伴性劣性遺伝（X染色体劣性遺伝）といって、

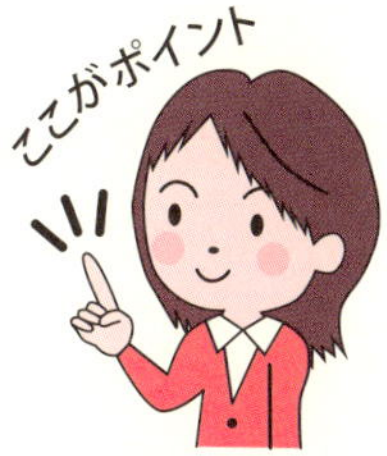

簡単な視力表を自分で作成して離れた所から眺めます。片方の眼だけが著しく視力が落ちていたら弱視の可能性があるので眼科医に相談しましょう。

色盲の遺伝子は性染色体（X染色体）の上にあるからです。

男性の場合、染色体が一個しかありませんから、色盲の遺伝子があれば当然発病します。

しかし、女性は染色体が二個あるため、片方が色盲の遺伝子を持っていたとしても、もう一個のほうが正常であれば、みかけでは正常になります。ですから、色盲が生まれる確率は女性よりも男性のほうが高いといえます。

◎色盲と色弱の発見法

まず身近にあるものの色が、はっきりと見えて区別できるかどうかを試してみましょう。信号機などの場合は、赤と緑がはっきり区別できますか。もし区別できないようであれば、それは色盲です。

▽簡単にできる夜盲症の発見法

これは一般的には「鳥眼」と呼ばれているものです。鳥は夜になると（暗くなると）、眼が見えなくなってきます。とくに戦後間もない頃は栄養状態の悪い少年少女が多く、栄養失調から鳥眼になってしまうケースがありましたが、現在では、ほとんど見られなくなりました。

人間の眼には、暗い所でも物を見ようとする力が働きますが、これはロドプ

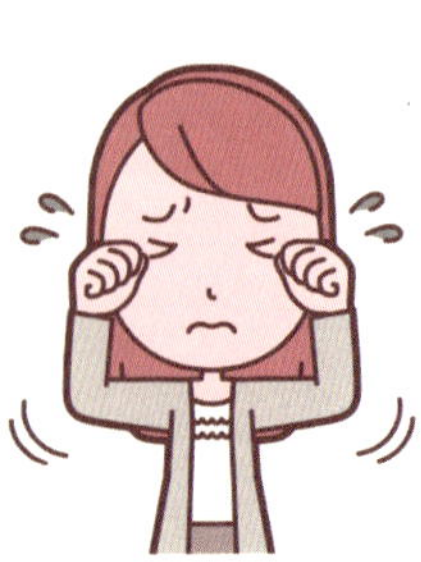

信号機の赤と緑が
はっきり区別できますか？

シン（視細胞の光を感知する物質）が不足していると、働かなくなってしまいます。

また、視細胞がダメになってくると、「網膜色素変性」という病気を引き起こす危険があります。

◎夜盲症の発見法…その①

あたりが薄暗くなってくると視力が急激に落ちてきて、本や新聞などの文字が見えづらくなったり、足元がおぼつかなくなってきたりという経験はないでしょうか。もしそのような現象があれば、それは夜盲症の兆候があるといえます。

◎夜盲症の発見法…その②

視野が欠けてくるという経験はありませんか。道を横断しようとして、走ってきた車に気づかずぶつかりそうになったり、道で知っている人とすれ違っても、まったく気づかなかったということはないでしょうか。

①の経験に加え、このような経験がもしあれば「網膜色素変性」という病気が考えられます。

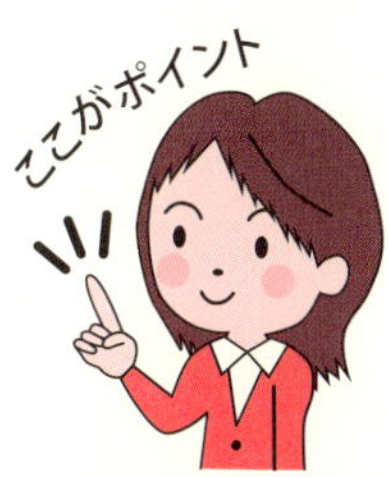

ロドプシンという視細胞の光を感知する物質が不足すると、暗いところで物が見えづらくなってしまいます。

▽簡単にできる網膜剥離症の発見法

網膜剥離は、早期に見つけて早急に治療しないと、手術をしても治らないこともある非常に恐ろしい病気です。

強度の近視から発生することが多いので、まず近視の進行を食い止めることが最大の予防策といえるでしょう。

いったんこの病気にかかってしまうと、回復するまでにはかなり多くの時間を要します。発見が遅れれば遅れるほど治療に時間がかかりますから、早期に発見することが大切です。

◎網膜剥離症の発見法…その①

小さな蚊のような物体や、細いひものような物体が眼の前をチラついたりして見えないでしょうか。

これは「飛蚊症」といって、網膜剥離が起こる前兆として現れる症状です。老化現象の一つとしても現れる場合もありますが、ゴミのような影が以前よりも多くなったら網膜剥離を疑ってみてください。

◎網膜剥離症の発見法…その②

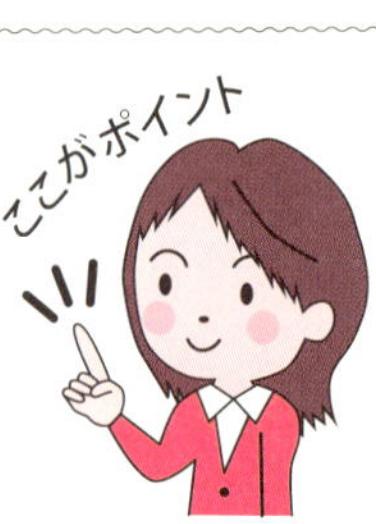

網膜剥離は片方の眼だけに症状が出るケースもあります。そのため発症していることに気がつかないケースがあります。

視野が全体に狭くなったり、視野が欠けたりしていませんか。症状は片眼だけの場合もあるので気づくのが遅れるケースが多いようです。

普段から片眼ずつチェックする習慣を持つようにしましょう。

◎網膜剥離症の発見法…その③

顔を洗っているときなど、指先でまぶたの上から眼球をさわってみましょう。以前よりも柔らかくなりすぎていたら、要注意です。

◎網膜剥離症の発見法…その④

夜、眠りにつくとき、電気を消して眼をつぶり、二～三分後に静かに眼を開けてみましょう。暗やみの中でもピカピカ光った物が見えたら「光視症」が疑われます。それは網膜剥離の前兆です。

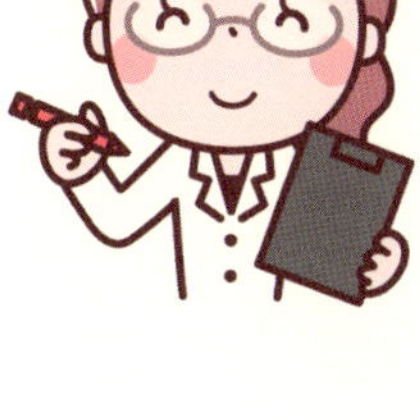

眼にいい日常生活を
意識しましょう

知ってトクする眼の常識Q&A

▽Q1 眼にいい食生活っていったいどんなものか？

毎年行われる『学校保健統計調査』からもわかるように、子どもたちの体格は年々よくなってきています。

では、肝心の中身である体質そのものはどうかというと、あまりよいとはいえません。とくに近視の子どもはアレルギーなどを持っている場合が比較的多く、食物に関しても好き嫌いの激しい偏食傾向があります。

しかし、この偏食傾向にある子どもでも、市販のジュースやお菓子は大好きだという子どもは多いようです。アレルギーや好き嫌いのために、三食の食事で満たされないお腹を、好きなお菓子やジュースで埋め合わせしようとする子どもは実際に多く、ひどい場合になると、三食の食事はまったく摂らず、一日中お菓子やジュースばかりを食べつづけている子どももいます。これでは、体にいいわけがありません。

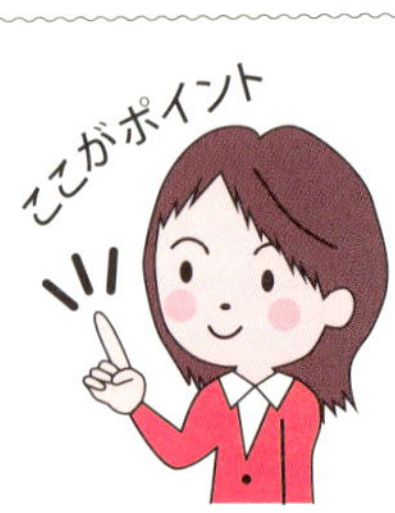

食事をするということは食欲を満たすという意味ではありません。身体機能や脳を活性化させるために食べるのです。

人間の体、とくに成長期の子どもにとって、栄養のバランスは非常に大切な意味を持っています。

戦後、過度の栄養失調から失明し、脳障害を引き起こす子どもは大勢いました。しかし現在は飽食の時代にあり、食生活からくる子どもの体質低下が問題になるというのは少々妙な感じがします。ですがこの現象からわかるように、食生活が私たちにもたらす影響がいかに大きいかがわかります。

私たちは、単に食欲を満たすために食べるのではなく、身体機能や脳の機能を働かすために食べているのです。

誰にでも経験があると思いますが、食事をするにあたって何にしようか考えているとき、「今日は（あるいは急に）○○が食べたくなった」ということはないでしょうか。こんなときは、あれこれ迷わず、最初の欲求に素直に従ってみることも必要です。

その理由は、そのような現象が起きているときには、体にいま不足している栄養素を、脳が電気信号として示していることが多いからです。脳がせっかく信号を送っても、そのたびに無視してほかの物（たとえば、目で見て食べたいと思ったもの）ばかり食べていると、どうしても栄養は偏ってきてしまいます。

間違った食事による機能の故障は、過食症や拒食症などの病気を引き起こしやすく、視力低下の原因にもなります。なんでもかんでもお腹いっぱい食べて

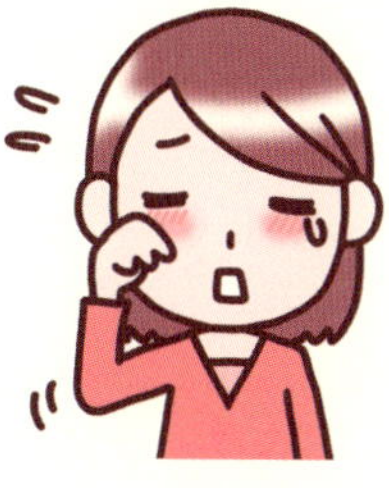

甘いものの摂りすぎは
眼にはよくない

いるから大丈夫というわけではないのです。私たちは、もっと食物の性質を一つ一つ理解したうえで、自分の口に運ぶように心がけなくてはなりません。

◎糖分の摂りすぎは眼に悪いというのは本当か

子どもの大好きな市販のジュースやお菓子の中には、かなりの糖分が含まれています。喉を潤すつもりで飲んでいるジュースや清涼飲料水は、その甘さがあとを引いて、気づかないうちに多量に飲んでしまいがちです。それこそ夏場などは汗もかきますから、勢いあまってお腹がいっぱいになるまで飲んでしまうことだってあるものです。

また、子ども同士の誕生日パーティーでも、ケーキやチョコレート、アイスクリームなどの甘いお菓子やジュースをここぞとばかり並べたてるケースが目につきますが、これもはたしてよいのかどうかは疑問です。

たしかに甘いジュースやお菓子は、子どもにとっては大好物です。

そして、子どもは雰囲気でお菓子など食べてしまう傾向にあります。たいしてお腹が空いているわけでもないのに、違った環境のなかで目の前にお菓子が出されたりすると、つい手をのばしたりします。また、食べ慣れたお菓子でも、友だちが食べているとおいしそうに感じて、自分でもつい食べてしまうことがあるようです。

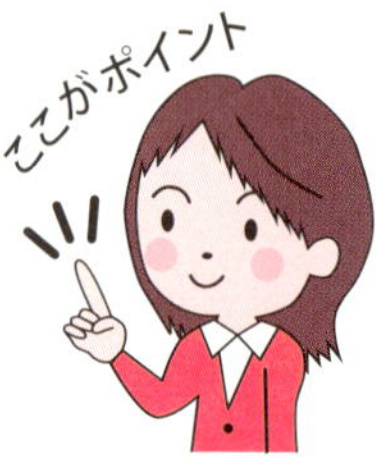

糖分を摂りすぎてしまうと脳が正常に働かないケースがあります。ビタミンB_1を摂取するように心がけましょう

子どもに限らず大人でも、食欲がコントロールできなくなったら危険です。虫歯や肥満に悩まされる結果になってしまいますし、身体機能（とくに眼の機能）が著しく低下してしまいます。

体の中に摂り入れられた糖分は、ビタミンB_1によって代謝されますが、これが糖分過多になると、それだけビタミンB_1が不足しやすくなるのです。

ビタミンB_1が不足すると胃腸障害を引き起こしやすくなり、その結果、食欲不振となって疲労感を覚えるようになります。そして、体調不良によるイライラは集中力を低下させ、視神経にも悪影響を及ぼして眼の炎症を引き起こしてしまいがちです。

ですから、眼のためには糖分を摂りすぎないように注意することと、日頃から努めてビタミンB_1を摂取するようにしてください。ビタミンB_1は体内に蓄積されないので、毎日摂る必要があるのです。

ビタミンB_1を多く含む食品としては、**豚肉やレバー・ハム・たまご・大豆・あずき・ピーナッツ**などです。また、**あさりやしじみ**といった貝類にも含まれます。

◎カルシウム不足は軸性近視を招く

ビタミンB_1と並んで、眼の栄養に不可欠なのがカルシウムです。カルシウム

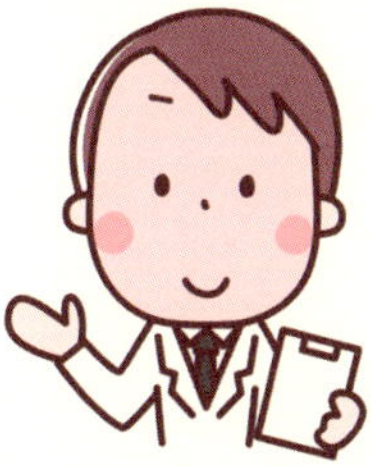

豚肉やレバー、たまご、あずきなどはビタミンB_1を多く含みます

が不足すると、眼球を包んで形を丸く保っている強膜が衰え、だんだん形を保つことが困難になってきます。すると、眼球の形が変形して伸びやすくなり、軸性近視になりやすい傾向があります。

また、カルシウム不足は、糖分の摂りすぎによっても起こります。糖分は、体内のカルシウムを溶かしてしまう作用も持っているからです。

体内に摂り入れたカルシウムの吸収を高めるには、十分なビタミンDが必要です。人間の皮膚にあるビタミンDの母体は、紫外線によってビタミンDに変化します。ですから、室内に閉じこもりがちな人は、なるべく野外で日光浴するように心がけましょう。カルシウムは、鉄分とともに不足しがちな栄養素でもあります。

この二つは、成長期の子どもの歯や骨、血液をつくるためのミネラル成分で、子どもの成長を裏から支える重要な役目を担っているのです。

カルシウムを多く含む食品としては、**牛乳や乳製品・大豆・豆腐・ごま・海藻・小魚・野菜類**などがあげられます。

◎体が酸性になると眼も悪くなる

日本における食生活も日々欧米化し、私たち日本人もかなり酸性食品を摂るようになってきました。酸性食品とは、肉類や卵黄、それからチーズやバター

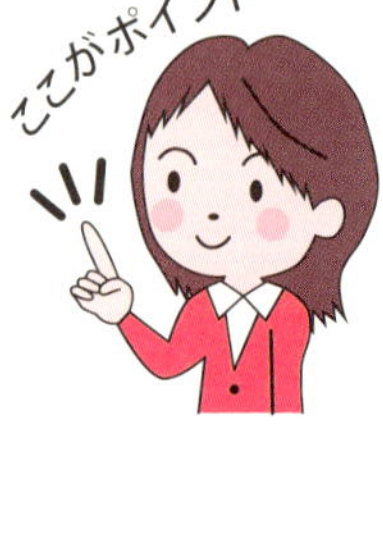

成長期の子どもにとっては酸性食品は貴重なたんぱく源になります。アルカリ性食品とバランスよく摂取しましょう。

といった乳製品やピーナッツなどです。パン中心の食事をしていると、どうしてもパンと一緒にこれらの酸性食品を多く摂りがちになります。

しかし一方で酸性食品は、成長期の子どもに必要とされるたんぱく源にもなりますから、制限しすぎるのは問題です。

酸性食品を摂ったら、アルカリ性食品もたくさん摂るというようにバランスを保つことが大切です。

アルカリ性食品は、**牛乳・卵白・大豆・あずき・豆腐・油揚げ・ほうれん草・ごぼう・キャベツ・しいたけ・いんげん・じゃがいも・バナナ・みかん・いちご**などがあります。

◎ビタミンAの不足は眼病の原因となる

「ビタミンAが不足すると、鳥眼になる」ということは、昔からよく知られています。偏食などによってビタミンAが不足してくると、視力が低下し、眼病にもなりやすくなります。

ビタミンAを多く含む食品には、**レバー・たまご・牛乳・チーズ・にんじん・緑黄色野菜**などがあげられます。ビタミンAは、体内に貯蔵できるため、毎日摂取する必要はありません。また、このビタミンAの吸収を助けるためには、ビタミンDが必要です。日光浴をよく心がける以外にも、ビタミンDを多く含

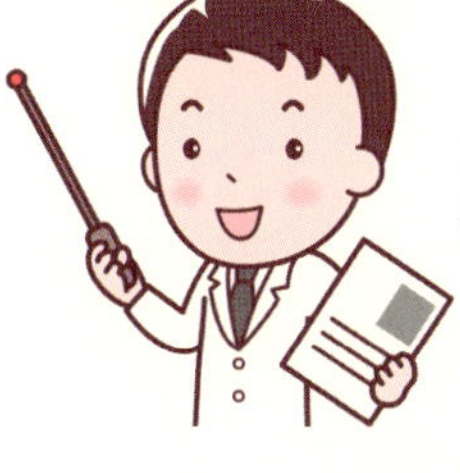

む食品を摂るようにしましょう。**ビタミンDを含む食品には、サケ・マグロ・イワシ・ニシン・魚の肝油などがあります。**

◎ビタミンB_{12}の不足は視力低下を招く

ビタミンA、Dとともに眼に欠かせないものとして、ビタミンB_{12}があります。

ビタミンB_{12}は、体の成長と細胞の再生力を高める働きのあるビタミンで、皮膚や爪、髪をつくるうえでも大切な成分です。

また、ビタミンB_{12}は視力を増進させ、眼の疲労を軽減する働きがあります。ですから、ビタミンB_{12}が不足してくると、視力低下を招いてしまいます。

ビタミンB_{12}はビタミンB_1同様、体に蓄積されませんので毎日摂取する必要があります。このビタミンは熱や酸には比較的強いのですが、光とアルカリには弱くて水に溶けやすい性質がありますので調理の際は成分が崩れないように注意しましょう。

ビタミンB_{12}を多く含む食品には、肉類・レバー・牛乳・チーズ・卵黄・うなぎ・緑黄色野菜・海藻類などがあります。

◎食事は栄養のバランスを考えて摂る

眼に必要な主な成分について述べてきましたが、これらのビタミンやミネラ

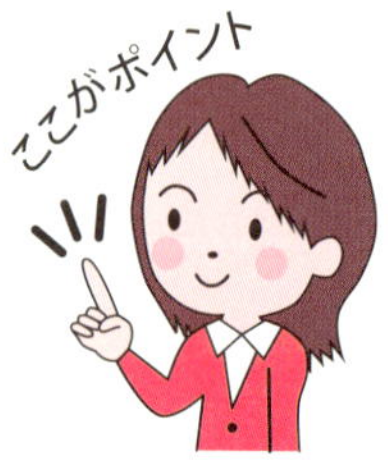

暗い所で眼を酷使すると眼に負担がかかってしまい、眼精疲労を招きます。それは視力低下につながります。

ルを普段の食事の中からバランスよく摂り入れることが大切です。

よく食事以外にビタミン剤や、カルシウム剤を服用している人もいますが、毎日バランスのよい食事が摂れているのであれば薬は必要ありません。どんなに体に良い成分であっても、摂りすぎることはかえって排出までの過程で内臓器官に負担をかけてしまいます。

また、食事の時間も不規則にならないように朝・昼・晩、時間を決めて摂るよう心がけたいものです。

▽Q2 照明が暗いと眼に悪いというのは本当なのか?

眼の健康を考えるうえで、照明は大切な要素の一つです。

照明があまり行き届かない所で本などを読んでいると、眼によくありません。人間の眼は、物を見るときには光とともにその映像や色をキャッチしますから、光の量が少ないと像が結びづらいのです。ですから当然、眼にもそれだけ負担がかかって眼精疲労を招いてしまいます。

どんなに眼の健康な人でも、真っ暗な所では物体の色も形もまったくわかりません。私たちは物体を単純に眼だけで見ていると思っていますが、より正確にいうと、眼というレンズを通し、光によって脳で見ているのです。

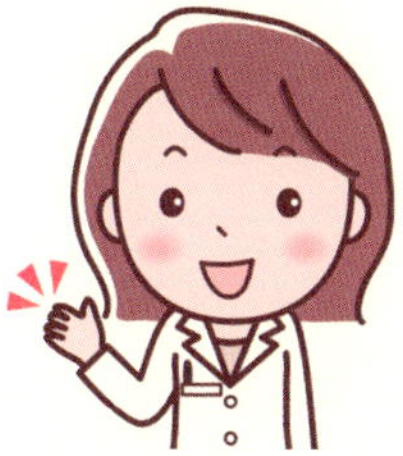
食事の時間は不規則に
ならないようにしましょう

眼は物を見る場合、十分な光（明るさ）を必要としますが、健康な眼を保つためには、この明るさの度合い（照度と輝度）が問題になってきます。

光の量が弱すぎると眼精疲労を招きますが、強すぎてもかえって視神経を緊張させてしまい、網膜に照明障害を引き起こしてしまいます。ですから、強すぎる光や直射日光の下での読書などは、できるだけ避けるようにしましょう。

また、子ども部屋の採光も考えなくてはいけません。直射日光が多量に入ってくる明るすぎる部屋は、照明同様、眼にはよくありません。遠景が見える窓のある北向きの部屋が理想です。

さらに、物があちこちに置いてある狭すぎる部屋も、近い位置の物ばかりが眼に入ってくるため近視を助長します。

◎照明を使うときの注意

①古い蛍光灯はチラつきがあるため、眼によくありません。点いたり消えたりしてチラチラするようになったら、すぐに新しいものと交換してください。

②照明器具がほこりで薄黒く汚れていたりすると、部屋全体が暗くなってしまいます。照明本来の明るさを得るためにも、掃除はこまめにやりましょう。

③部分照明には、蛍光灯よりも白熱灯の光のほうが眼を疲れさせません。

④電気スタンドの明るさは、三〇〇～五〇〇ルクスが適当です。強すぎても弱

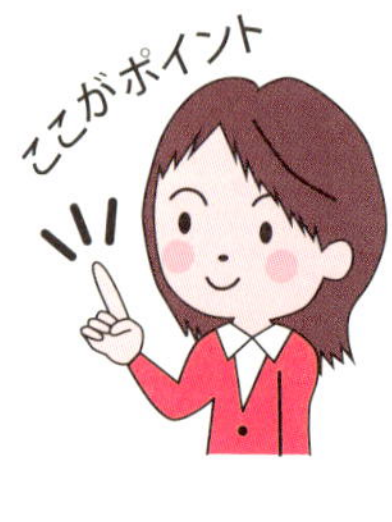

幼児期に本に眼を近づけて読むような悪い姿勢で眼を使う習慣を身につけてしまうと、近視になりやすいです。

すぎてもいけません。現在では、調光機能の付いたＬＥＤデスクライトという人気のものもあります。

⑤机の上に電気スタンドを置く場合、手の影ができないように利き腕と反対の位置に置きましょう。

室内の照明でも、まぶしさを感じる場合があります。これは、照明輝度が高すぎるために起こる現象です。眼の健康を考えて、照明選びと調整は慎重に行うようにしましょう。

▽Q3 悪い姿勢は近視の原因になりやすいというのは本当か？

日常生活のなかで、食生活や照明と並んで気をつけなければならないのは姿勢です。

よく本に眼を近づけて読んでいる子どもがいますが、これは幼児期に間違って身につけてしまったクセの延長であることが多いのです。

幼児期（三～四歳頃）は、まだ視力そのものが完全にできあがっていないために、なかなか物との距離感をつかむことができません。このような時期に文字を眼に近づけて読んでいると、そのまま習慣化してしまうことが多いのです。

幼児はとくに机に向かって本を読む習慣がありません。床に寝ころび、床の

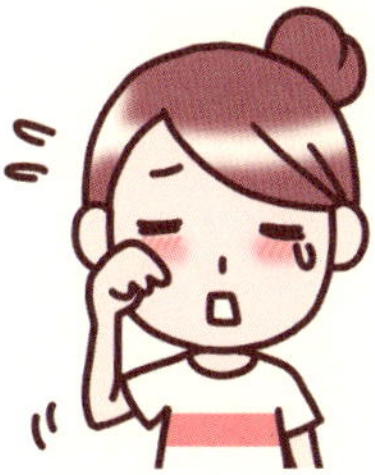

近視を招かない
日常生活を送りましょう

上に広げた本におおいかぶさるような姿勢で本を読んでいます。ですから、大人は子どもが本に興味を持ちはじめた頃から、子どもの読書姿勢に気を配る必要があります。

幼児期の悪い姿勢が習慣になってしまうと、小学校に入学する頃になっても直らず、授業中、机に前かがみの姿勢で教科書を読み、ノートを取るようになります。そしてこの前かがみの姿勢が、近視を誘発する原因にもなるのです。

◎近視を招かない日常の注意

子どもの近視を招かないためにも、日常から次のことに気をつけるようにしましょう。

①本やノートは眼から三〇センチ以上離す

勉強するときや、読書をするときには必ず机に向かう習慣をつけましょう。たとえマンガを読むときでも机に向かって正しい姿勢を心がけてください。そして、背筋を伸ばし、本やノートは眼から三〇センチ以上離すようにします。

②寝ころんで本を読まない

近頃の子どもは、背筋を伸ばして立ったり座ったりすることが苦手です。正しい姿勢を持続させることが困難で、すぐにしゃがんだり背中をまるめたりしてしまいます。

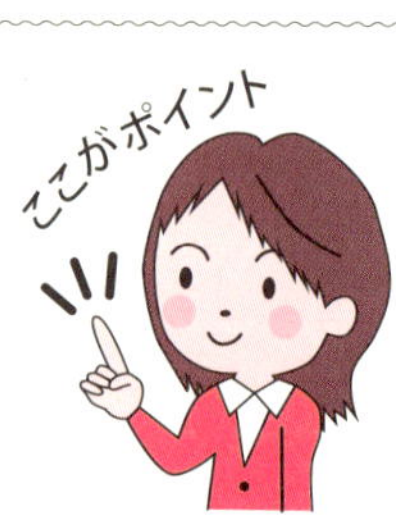

ソファーなどで寝ころんで本を読んだりし続けると、眼に負担がかかってしまい、視力が低下する要因になります。

本を読むときも同様で、床の上やソファーに寝ころんで読むことが多いようです。しかし、横になった状態で本を読んでいると、両眼が水平になろうとして無理をしますから、視点のズレが生じます。すると、ピントが正しい位置からズレたり、眼軸に変化が起きて、視力が低下する原因にもなりますから注意が必要です。

③高すぎるテーブルでの読書や勉強は避ける

子どもは、お母さんのいる台所のテーブルで本を読んだり、勉強したりする場合がけっこう多いものです。食卓のテーブルは、最近では低めのものがずいぶんと出てきましたが、まだ高めのテーブルも使われています。こうした高いテーブルで本を読んだりしていますと、テーブルの高さと座高が合わないため、眼と本の距離が近づきすぎてしまいます。

座高に合わない高いテーブルで読書や勉強をするときには、お尻の下にクッションや座布団を置くようにして工夫したいものです。

④身長に合わせて机と椅子の調整をする

床に足をつけ、背筋を伸ばして正しい姿勢で椅子に座ったとき、机の面がひじの高さにくるのが、理想的な机の高さです。この場合、足が床にきちんとついていることが、正しい姿勢を保つうえで大切なポイントとなります。

小学校時代は、身長がぐんぐん伸びる時期ですから、一年に一回は子どもを

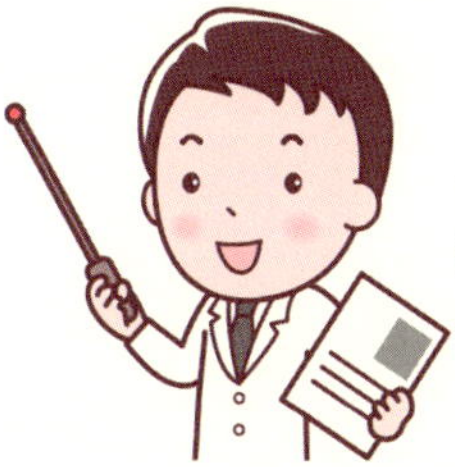

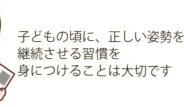

子どもの頃に、正しい姿勢を
継続させる習慣を
身につけることは大切です

座らせてみて調整するようにしましょう。

⑤適度の休憩と運動も大切

最近の子どもは背筋が弱く、正しい姿勢を長時間保つことが苦手です。最初は正しい姿勢でいても、気がつくといつの間にか崩れた姿勢をとってしまいがちです。しかし、これもそのつど細かく注意をしていけば、正しい姿勢を継続する時間は徐々に延びていきます。

長時間正しい姿勢を保つには、読み書きの合間に伸びをして体をほぐすなど、背筋を伸ばしてリラックスすることが大切です。

▽Q4 視力が要求される職業や資格とはどんなものか？

世の中には、一定の視力が要求される職業や資格がたくさんあります。いわゆる専門職と呼ばれているものですが、希望する職業に志望して、視力が規定に満たないために断念をしたという話はけっこう聞かれます。

たしかに視力が悪いというだけの理由で希望の職種につけないとしたら、本人にとってはやりきれない思いであるに違いありません。試験に臨むもっと前に知っていればよかったと嘆くようなことにならないように、あらかじめ規定の厳しい職種を知っておく必要があるでしょう。

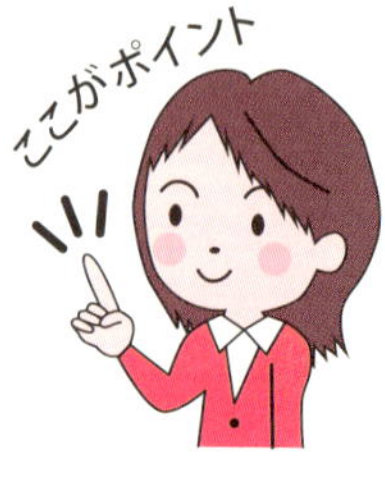

一定の視力が求められる職業はあります。将来的に後悔しないよう、日頃から眼に対するケアをするように心がけましょう。

視力規定のある職種や資格としては、大きく分けて次にあげるようなものがあります。

パイロット、CA、航空管制官、入国警備官、警察官、婦人警官、海上保安官、消防士、船舶操縦士、オートレーサー、騎手、看護師、自動車免許、また特殊なケースとして防衛大学受験

これらの職業や資格は、視力が規定の一つであってすべてではありません。ほかにも、身長・体重・聴力・握力・肺活量などの身体測定や、一般教養・面接などでその人個人の適性が検査されるわけです。

もちろん、視力規定のない職業はたくさんあります。しかし、どの仕事を選択するにしても、視力が大切であることには違いありません。視力低下の弊害が大切な人生に影響を与えないためにも、視力低下は防がなくてはならないのです。

Q5 OA病の症状とはどんなものか?

現在では、あらゆる業種の多くの企業の中にコンピュータが導入され、オフィス・オートメーション（OA）化が進んでいます。

コンピュータが導入されたことで企業の業務は画期的に合理化されてきまし

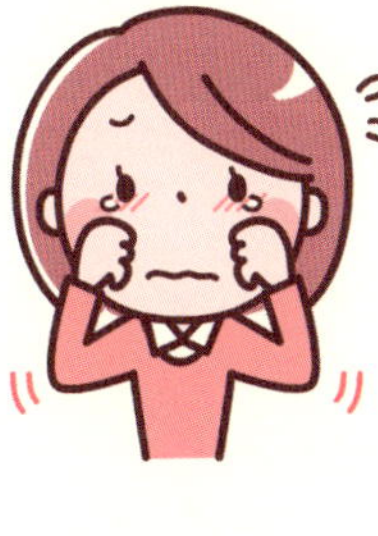
OA機器と眼の調子には
深い関係があります

たが、一方で思わぬ弊害も生み出してしまったのです。

それは、OA病と呼ばれるもので、OA機器を長時間にわたって操作する人たちがテクノストレスによって生じる特有の症状をさしていいます。症状としては、肩こり・めまい・食欲不振・倦怠感・神経衰弱・ヒステリーなどで、最も顕著に現れてくるのが眼精疲労です。

普段、本を読みすぎたり、テレビを見すぎたりしても眼は疲れますが、どちらかというとこれらは一時的な疲れ眼で病気ではありません。睡眠を十分にとり、眼薬を点眼することで眼はすっきりとし、もとの状態に戻ります。

しかし、専門化されたオフィスで働くコンピュータ専任の人は、毎日の使用が長時間に及ぶことが多く、眼は常にキーボードと画面を往復しているため視点移動が多いのが特徴です。しかも、コンピュータの出す結果にいち早く眼で対応していくため、通常業務よりも視神経が疲れやすいといえるでしょう。

OA機器が、眼に与える悪影響は次のようなものです。

①眼精疲労を招く

画面内や手もと周辺の視点移動がかなり頻繁になるために起こる。

②近視になりやすい

近業を長時間するために遠近調節機能が低下して視力も落ちる。

③眼の充血・肩こり・頭痛・吐き気を伴う

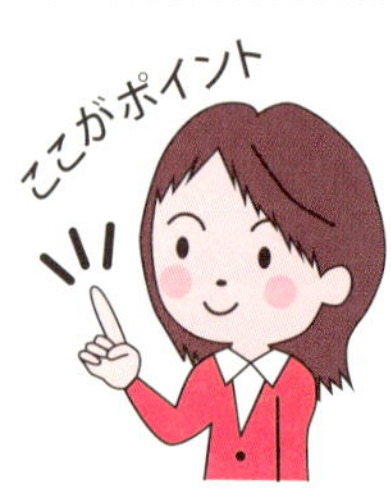

パソコンを使うことが多くなっている現代社会では、OA病といわれる眼の病気を発症させる可能性が高いものです。

前かがみの姿勢を続けることで、頸動脈が圧迫されて血液の流れが滞る。

④視野が狭くなる

極端な視点移動を繰り返しながら近業を続けると近点距離が低下してくる。

⑤光に対する感覚が鈍る

長時間光る画面を見続けると、光の調節を行う虹彩が疲労する。

⑥軸性近視を招く

眼圧が高くなり眼球がたまご型に変形して眼軸に変化をきたす。

⑦食欲不振・睡眠不足・運動不足を招きやすい

以上のような症状が現れたならば、まずOA病を疑ってみることです。症状の出方によっては、まったく別の重大な病気も考えられますから、専門医の診察を受けることをおすすめします。

とくに①の眼精疲労は、調節性眼精疲労（屈折異常／調節衰弱／調節麻痺）、筋性眼精疲労、症候性眼精疲労、神経性眼精疲労、不等像性眼精疲労といった種類に分けられ、視神経の疲れを主体とした神経性のものであるとされています。

ひと口にOA病といっても、神経衰弱やヒステリーといったひどい症状を引き起こす場合があるので、十分注意をしなくてはいけません。

また最近では、VDT（ビジュアル・ディスプレイ・ターミナル）の作業を

長時間の眼の酷使は
OA病を発症させる可能性が
高くなります

している人たちの視力低下が広く知られるようになり、ＯＡルームの壁紙の色や、照明を工夫する企業も少しずつ増えてはきたようです。

しかし、仕事をしているのはやはり自分自身です。自分の体を人任せにせず、**「自分の眼は自分で守る」という強い気構え**が必要と思われます。

また、ＯＡ機器に携わっている人は、作業の合間に適度の休憩も必要です。コンピュータの作業では途中で時間通り区切ることは難しいでしょうが、一回の作業時間は約30分以内として、次の作業に入るまでは最低10分は休むようにしましょう。画面を見続けている時間が短いほうが、眼にかかる負担は少なくてすみます。

ＯＡ病の兆候がある人も、まだない人も、自分自身で十分な健康管理を行い、視力低下から眼を守るように心がけてください。

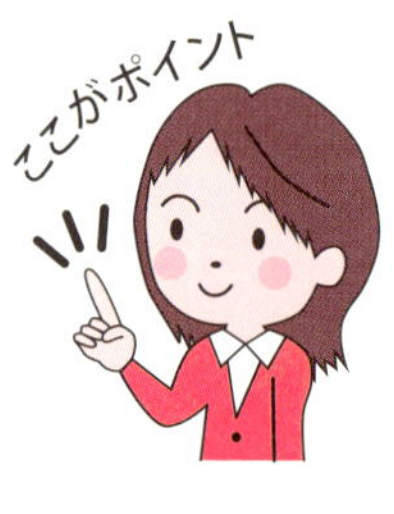

正しい知識なしに安易にコンタクトを使用し続けることは眼によくありません。定期的に眼科医の検診が必要です。

第4章

奇蹟の視力回復法の内容とその効果

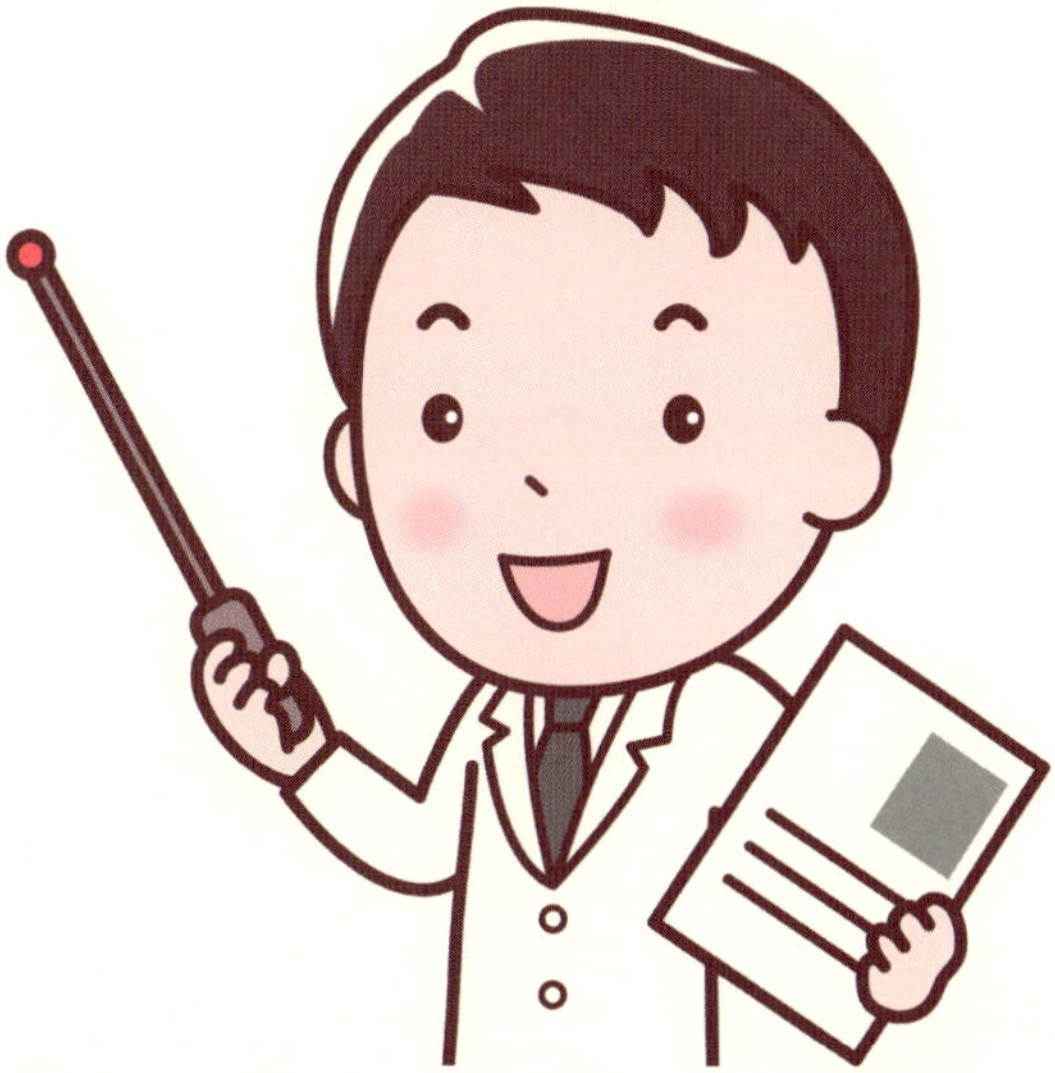

1日5分で効果が出る簡単な視力回復法

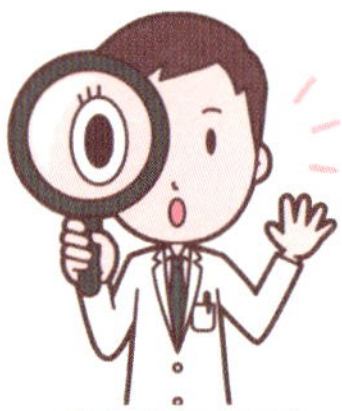

アフリカなどの広いサバンナなどで暮らしている部族のなかには、信じられないほどはるか遠くの物体を裸眼で感知できる人間がいます。ある研究者のデータによると、彼らの視力は平均五・〇であるというのです。しかも、なかにはそれ以上の視力を持っている人間が数人いるといいます。

　文明社会で生きている私たちのなかでは、視力がよい人でもせいぜい二・〇～二・五が最高です。本来、人間が持っている自然の力にも驚かされますが、文明人の眼がいかに退化してしまっているかということを驚かずにはいられません。

　社会が文明の波に乗ってどんどん都市化していくなかで、建物や人口は密集度を増し、都市部においてはいつの間にか、上を見上げてもビルばかりで、広い空が見えないような状況になってしまいました。遠くの山や海はもちろん、夜になっても夜空の星は、排気ガスでくもってほとんど見えません。

　これでは、都会人が遠くを見つめる習慣など消え失せてしまいます。朝から晩まで本を読んだり、勉強したりといった、近いところばかり見る習慣が多く

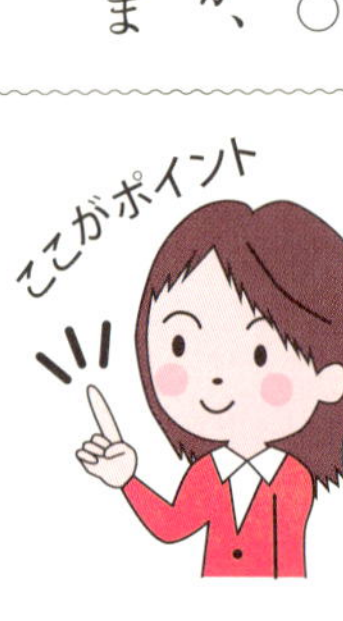

現代社会に生きる人たちは、徐々に遠くを眺める習慣が少なくなる傾向にあります。近視になる人が増えている要因の一つと考えられます。

なり、徐々に遠方を見る視力が衰えてきたのもわかるような気がします。

しかし、もう一つの力までが失われたわけではありません。

その力とは、人間の内部に眠る自然治癒力です。自然治癒力とは、ケガをしたり病気になってしまっても、自然に治そうとする力です。

これは、視力障害でも同じことがいえます。近視になったら治らないと考えている人が大勢いますが、**近視を早期に見つけて、うまく自然治癒力を引き出してさえやれば、必ず視力は回復します。**

あなたのなかに眠る、まだ数%しか使われていないであろう「自然治癒力」を、一〇〇%引き出してみようではありませんか。

▽視点置換法

正視眼（正常な視力を備えている眼）の人は、何かの物体を見たとき、無意識のうちに視点を動かし、その物体の中心部を順に探りあて、物体の全体像を眼と意識によって形づくっていきます。

ところが視力の悪い人は、物体をじっと見つめるクセがありますから、正視眼の人のように視点を小刻みに動かしながら、物体の全体像を眼で感知することができません。

この悪いクセを取り除くことを目的としたトレーニングが視点置換法です。

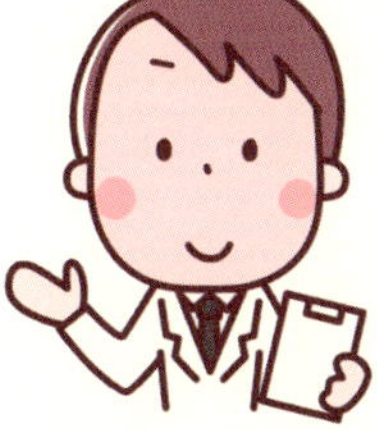
人間の治癒力を活用すれば
近視を治すことは可能です

これは物体を見つめる場合、一ヵ所だけを見つめずに、視点をおき換えてその周辺の様子を眼で読み取る訓練です。

たとえば人間を見るとき、口もとや眼などの相手の顔の一点だけに視点をおくのではなく、髪型や服装といったその周辺にも注意を向けて、全体像を形づくっていきます。

このように、小刻みに視点移動の訓練を繰り返すことで、一点集中型の眼のクセは直り、視力は徐々に改善されていきます。

▽遠近回復法

人間の眼には自由に遠くの物を見たり、近くの物を見たりする力が備わっています。この近くから遠くを見る力を「遠方視力」といい、逆に遠くから近くを見る力を「近方視力」といいます。私たちの眼は、普段この二つの力が同時に働いているために、遠近両方を自由に見ることが可能になっているわけです。

未開社会に生きている人の眼と、文明社会に生きている私たちの眼を比べてもわかるように、遠くを見つめる機会が少なくなった私たちの眼は遠方視力がかなり衰えています。そうして近いところばかり見る傾向の多い文明人の眼は、知らず知らずのうちに、近視になる人たちが異常に増えてしまいました。

このトレーニングでは、一見退化したとも思える、遠方・近方両方の視力を

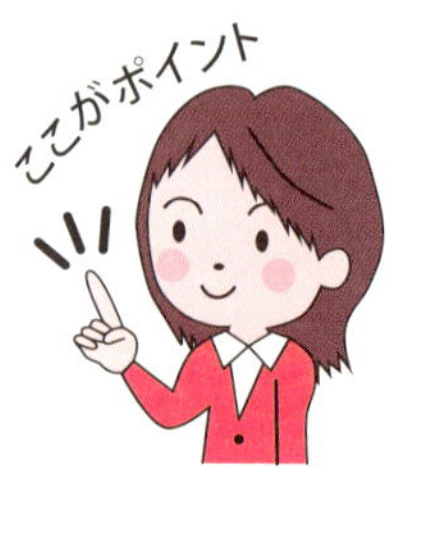

視点を小刻みに動かしながら物を見る習慣をつけることは、視力を改善するうえでは大切な要素の一つです。

鍛えて両方のバランスをとることで視力をアップさせることが目的です。

勉強やテレビといった近業のあとは外に出て、遠くを見る習慣をつけます。昼間であれば空の雲、夜間であれば夜空の星というように、できるだけ遠くを見るように心がけましょう。**一日5分間、じっと遠くを見つめる習慣を持つことで視力はかなり回復します。**

さらに効果の上がる方法ですが、遠くの物をしばらく見続けたら、今度は視線を近くの物に移します。そして次に、また遠くを見てから……というふうに遠近に視線を移す訓練を何度となく繰り返します。

一日5分間、外に出てじっと遠近を繰り返し見つめる習慣をつけることで、視力はかなり回復してくるはずです。

▽日光浴回復法

日光浴回復法は、日光の温かさによって眼の緊張を和らげ、血行をよくして視力を向上させていくことを目的にした方法です。

日光浴は、皮膚を鍛錬して、ビタミンDを体内に取り入れる効果がありますが、まぶたを閉じて眼を日光浴させることは、視力を改善する働きもあります。また、日光は大変強い殺菌力を持っていますから、まぶたなどに炎症があるときでも治りを早める働きがあります。

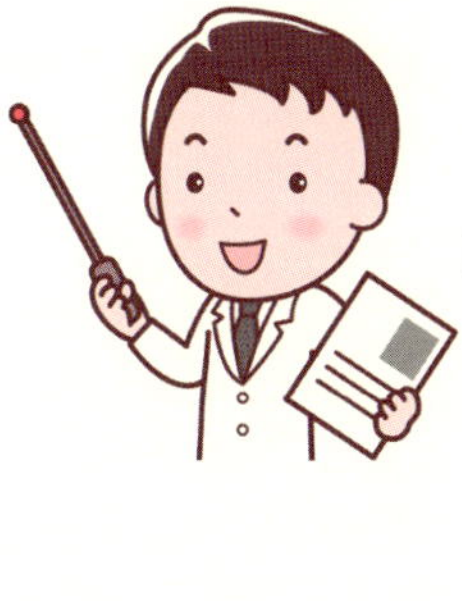

この方法はまず、**まぶたを閉じた状態で一回5分間ほど、ゆったりとリラックスした気分で日光に向かいます。**このとき、顔を五～六センチの幅でゆっくり左右に振ると、より効果的です。

次に**片方の手のひらで一方の閉じた眼をおおい、もう片方の眼を静かに開き太陽を見つめ、まばたきを数回繰り返します。**このときも、頭を左右にゆっくり振りながらやるとさらに効果的です。

これを2分間ほど続けたら、もう一方の眼に変えてください。あとは、同じ要領で繰り返します。なお、眼を変える際には、太陽の残像がすっかり消えてしまうまで手のひらで眼をおおっておきましょう。

▽まばたき回復法

私たちは毎日、無意識のうちにまばたきを繰り返し行なっています。個人差はありますが、その回数は一日一万回ともいわれています。

このまばたきを繰り返し行うことで、涙液が角膜や結膜全体を潤し、栄養分を与えながらゴミなどの汚れを洗い流しているのです。

まばたきは瞬間的ではありますが、光をさえぎる働きをしており、眼を休ませてもいます。この休ませている時間は普通の人で起きている時間の五％くらいですが、視力が低下気味の人や近視の人は少ないといわれています。さらに、

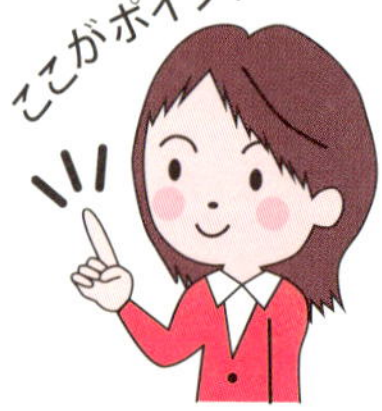

まばたきは、涙液が角膜や結膜全体を潤して栄養分を与えることをしています。一日一万回というのですから驚きです。

意識が緊張しているときなども、まばたきの回数は少なくなるようです。

もし、なんらかの影響でまばたきがさえぎられてしまったとしたらどうでしょう。角膜や結膜は乾燥して眼球に痛みが生じ、眼そのものも大変傷つきやすい状態になってしまうはずです。このように、まばたきという運動は、眼の疲れをとったり、外部の刺激から眼を守ったりしているわけです。

まばたきの回数が減るということは、まぶたの運動不足を意味し、やがては、眼の中の筋肉も運動不足となって眼を疲れさせます。

眼の疲れを取り、または眼を疲れさせない予防法としても、意識的にまばたきをすることは視力を回復させることに効果的で、視力アップにはいい方法といえます。

まばたき回復法は、パチパチと数秒間強めにまばたきをしたら、4~5秒間ほどまぶたを閉じます。この動作を1~2分間繰り返し、一時間ごとに行ないます。たとえば、学校であれば、休み時間に行うように習慣づけるとよいでしょう。

まばたき回復法は、眼球の血行を促し、感覚や知覚の働きをよくします。

とくに細かい近業を続ける人などは、眼の疲れを取るにはよい方法なので習慣にしてください。

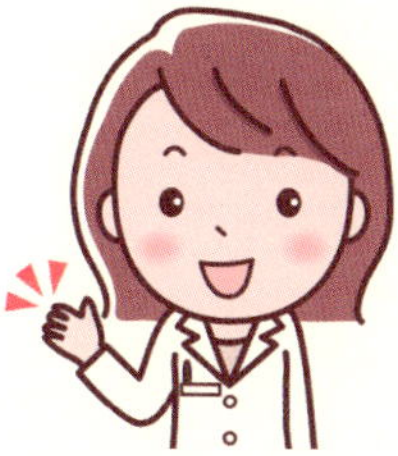

まばたきは眼の健康維持のためにに重要なのです

▽揺り動かし回復法

揺り動かし回復法はスウィング回復法ともいいます。この回復法は自分で自分の体を振動させ、脳に見せかけの運動を覚えさせることによって、眼の緊張・疲れを和らげることを目的にしたものです。

この方法には、ショートスウィング法とロングスウィング法があります。

◎ショートスウィング法

まず、外の景色が見える窓際に窓を開けて立ちます。このときの足幅は、だいたい肩幅と同じくらいにとってください。

眼は、まっすぐに前方の景色を見つめます。そして、かわるがわるゆっくりと、左右の足に体重を移動させながら体を揺すります。右に体を揺すると、遠方の景色は左に移動するように見えます。逆に左に揺すると、景色は右に移動するように見えます。これは見せかけ上の運動です。数回スウィングを繰り返したのち、左右に体を揺すりながらゆっくりと眼を閉じます。

そして、頭の中に今まで見ていた景色の見せかけ上の運動を描いてください。

それから、スウィングを続けながらゆっくりと眼を開けて遠方の景色を見ます。

このように、5分間ほどこのスウィング回復法を行なうと、眼は見せかけ上

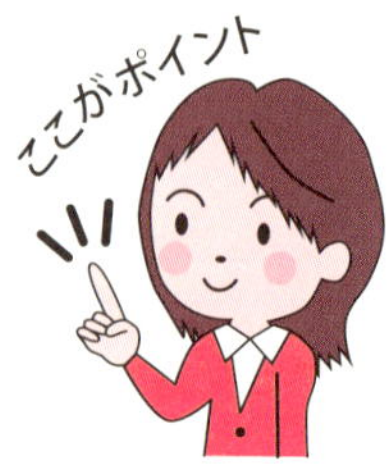

脳に見せかけの運動を覚えさせ、眼の緊張や疲れを和らげ、視力を回復させる方法があることを知っておきましょう。

の運動を認知し、視力障害のある眼でも物体を見つめるときの悪い習慣を取り去ることができるようになります。

視力低下などの障害のある眼は、対象物をじっと見つめる悪いクセを持っていますが、これが、眼筋をさらに緊張させて症状を悪化させているのです。スウィング法によって、この悪循環を断ち切ることが可能です。

◎ロングスウィング

足幅は一五センチくらいとって、体を左右に回転させるように振ってください。

右に体を振ると、左足のかかとが上がります。逆に左に振ると右足のかかとが上がります。頭と脳は、体の動きにまかせて上半身を一八〇度、弧を描くように大きく回転させます。体の力を抜いて力まずにやってください。また、このとき眼に入るまわりの景色は意識しないことです。

この運動は、**背骨を中心にして大きく体を揺することで脊髄を刺激し、脳の働きを活発にします。**脳の活動が活発になると、物を見ようとする力も増してきます。この力は眼の注意力を養い、視力回復に大きな効果をもたらします。

また体を動かすことは、心身のストレスを取り去ってリラックスした気分にしてくれます。そして同時に、硬くなった眼筋のこりを取って眼の運動を回復

脳を刺激することと
視力回復には
密接な関係があります

させてくれます。

▽冷水・温感回復法

冷水回復法は昔ながらの回復法です。

朝起きて顔を洗うとき、きれいな水を入れた洗面器の中に顔をつけ、その水の中で眼を開けたり閉じたりする方法です。

私たちが眠っている間は、眼もその機能を休めています。つまり、睡眠中に眼も休息することで血液の流れをスムーズにし、眼のこりを取っているわけです。ですから、朝目覚めたときには、血行がよくなった眼は温かくなっています。

この冷水回復法は、その温かくなっている眼を冷やして刺激することで、さらに眼の血液の流れや房水の流れをよくし、機能そのものを活発にするものです。

冷水の中でまばたきする回数は、約三〇回。しかし、このとききれいな水を使用しないと逆効果を招きますので注意してください。

◎温感回復法

冷水回復法が目覚めのときに効果的な方法であるのに対して、温感回復法は、就寝前や日中、眼に疲労感を覚えたときなどに大変効果があります。

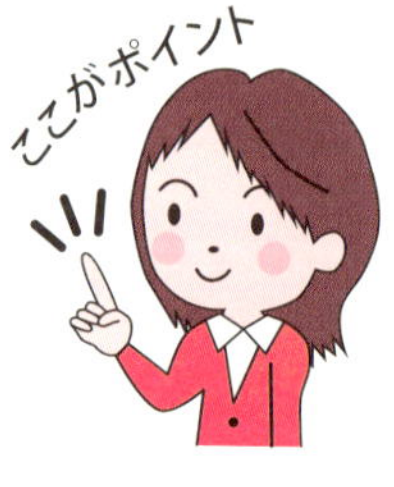

顔を洗うときに、きれいな水の中に顔をつけ、その中で眼を開けたり閉じたりすると眼のこりが取れます。

方法は、**蒸しタオルをつくり、閉じたまぶたの上にタオルをのせてリラックスします**。この温感回復法は、眼を温めることによって気分をリラックスさせ、眼の血液の流れをよくして眼のこりを取り除く作用があります。

▽洗顔マッサージ回復法

洗顔マッサージ回復法は、眼のまわりのツボを刺激して血行を促す方法です。まず、**眼を閉じて顔を洗うときのように両手で顔をおおいます。すると、自然に指先が眉毛の少し上に出ます。**

この状態で少し指に力を入れ、指をやや開きかげんにしたまま顔を洗うように手のひらを静かに上から下へと動かします。

意識をリラックスさせながら、この運動を二〇回繰り返します。

眼のまわりには眼のツボがたくさんあります。この方法を使いながら常にツボに適当な刺激を加えてやると眼の疲れは回復し、近視の予防にもなります。近視の予防にどうしていいかというと、ツボの刺激によって眼筋を柔らかくすることができるからです。

実際に朝、洗顔するときに、意識して眼のまわりのツボをマッサージしてみてください。また就寝前、灯りを消したら布団の中で心を落ちつかせて、二〇回ほどマッサージを実行してみましょう。

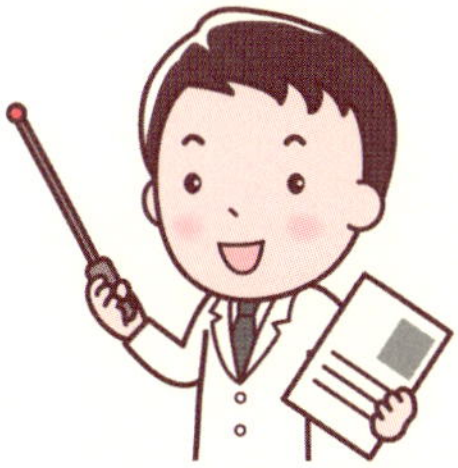

定期的に眼の血流を
よくすることが大切です

洗顔マッサージ法を朝晩の日課にして、長く続けることが肝心です。

▽呼吸法による回復法

最近の人たちは、一般的に呼吸が浅い傾向にあります。

呼吸は、体内に新鮮な酸素を取り入れる働きと、体内の炭酸ガスを含んだ古い空気を吐き出す働きがあります。

視力は血液中の酸素の量と密接な関係があります。つまり新鮮な酸素をたくさん含んだ血液が眼球にいきわたり、十分な栄養分が送られていれば、細胞組織は常に新陳代謝を活発に行うことができ問題ないのですが、酸素の量が不十分だと、眼精疲労や近視を促進させる結果になります。

近視もしくは近視傾向にある人は、**一回の呼吸でできるだけ深く酸素を吸い込み、そして十分に吐き出すように日常から正しい呼吸法を心がけてください。**

▽中国式ツボ体操

この中国式の眼の体操は東洋医学に基づいたもので、眼の疲れなどに効くツボを、ハリではなくて自分の指先によって刺激するものです。

眼頭、眼の周囲、鼻のつけ根、両頬などをマッサージする、いたって簡単な方法です。どんな場所でもできますから、一日一～二回はやるように心がけ、

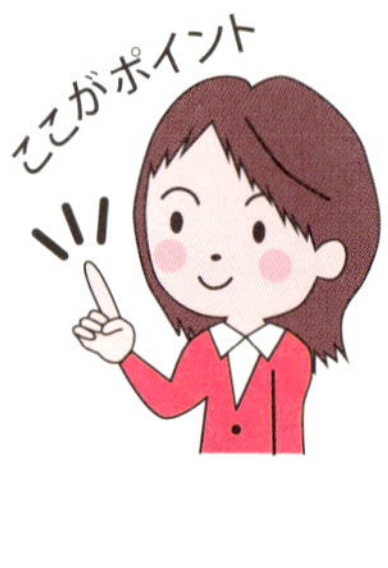

血液中にある酸素の量と視力との間には密接な関係があります。酸素の量が少ないと近視を促進させる結果になりますので要注意です。

習慣にしてしまいましょう。

◎第一運動——眼頭のマッサージ

左右の親指のはらを眉毛のつけ根の下方、眉毛と眼の間に当てて小さくもみます。これを八拍子で八回繰り返します。親指以外の指は、内側に軽く曲げて額を支えるようにしましょう。この指で押さえたツボを天応《てんおう》と呼びます。

◎第二運動——鼻のつけ根のマッサージ

第一運動のツボよりもやや下がったところの目頭を左右どちらかの手の親指と人差し指で軽くつまみ、その指を下に下げます。そして、次にそのまま上に押し上げます。この運動も第一運動同様、八拍子で八回繰り返します。このツボを晴明《せいめい》と呼びます。

◎第三運動——下まぶたの下方のマッサージ

両手の中指を小鼻にそって当てて、親指で下あごのくぼんだところを支えるようにします。軽く人差し指を内側に曲げてみると、人差し指は下まぶたの少し下あたりにきます。

この頬骨と眼球の間あたりを軽くもみます。ほかの運動と同じように八拍子

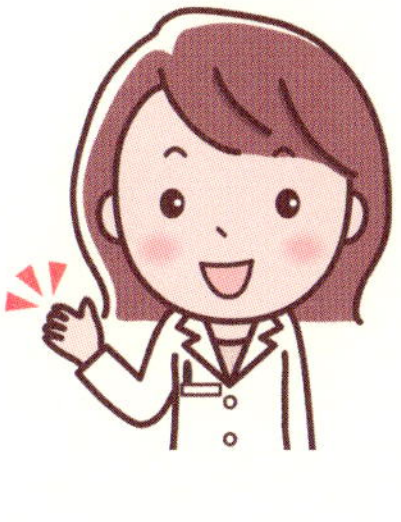
眼のマッサージは
眼に刺激を与え
眼が健康になります

で八回繰り返します。このツボを四白と呼びます。

◎第四運動――眼の周囲のマッサージ

両手の親指のはらを左右の目尻より少しこめかみ寄りに当てます。ほかの指は軽く握ってこぶしをつくるようにします。

その形のまま人差し指の第二関節で眼のまわりの上側(二拍子)、次に下側(二拍子)を内側から外側へ軽く押し、さするようにして二回動かします。これも八拍子で八回繰り返します。

これらのツボは、攢竹《さんちく》、魚腰、糸竹空、太陽、承泣、瞳子髎《どうじりょう》と呼びます。

このほかにも耳たぶを後ろに押した位置に、耳にある眼のツボ（翳風《えいふう》）があります。この場所を軽く三〇回もんだり、または首の後ろ、うなじあたりにある天柱をグリグリともむのは、眼の疲れを取るのに大変効果があります。

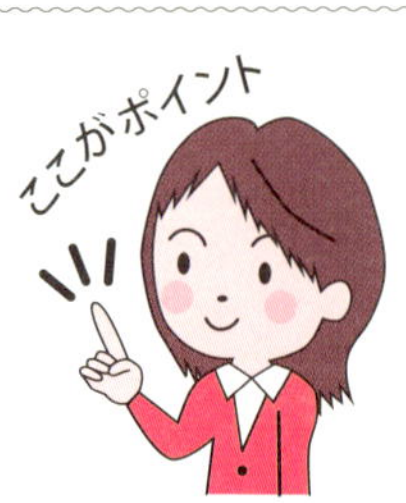

眼のマッサージはいつでもどこでも簡単にでき、眼の疲れを取ることができる方法です。習慣にするといいでしょう。

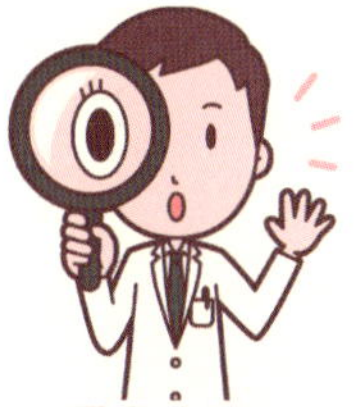

近視が回復する奇蹟の超音波療法

▽超音波療法とは何か

超音波とは、人間の聴覚では聴き取ることのできない高い音（不可聴音域にある音）のことです。

人間が聴くことのできる音の範囲は、低いほうで二〇ヘルツ、高いほうで二万ヘルツとされていますが、下の二〇ヘルツというのは、かなり耳のいい人であっても聴き取りにくい音には違いありません。

普段、私たちが耳で聴き分けているのは、六〇〜一万五千ヘルツぐらいまでの音です。つまり超音波とは、二万ヘルツ以上の音ということになります。

超音波（高い振動波）は、破壊作用をはじめとするさまざまな特性を持っていることから、今までにも多くの分野で研究・応用されてきました。魚群探知機や医療用スキャナーなどがその代表例です。

また、もちろん病気の診断ばかりではなく治療用にも多岐にわたって使われていますが、眼科での利用はずっと難しいとされてきました。というのも、眼

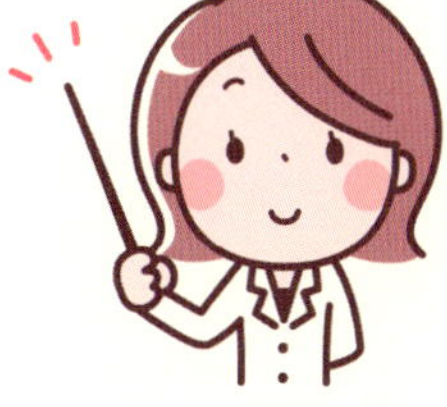

超音波はけっして
怖いものではありません

科においては治療対象となる器官（眼球）が大変小さく、体外に露出している唯一の精密器官ということと、脳との関係性が高いことなどから非常に危険であるとされてきたのです。

しかし、こうしたいろいろな悪条件を克服して、近視の治療に超音波を取り入れだしたのが、眼科の世界的権威として知られる山本由記雄博士を中心としたグループだったのです。

山本由記雄博士（東京都立駒込病院眼科医長）らは、一九六二年に芝浦工大の岩竹松之助教授、石田博講師らの協力を得て『眼科用手持ち超音波治療器』を完成させました。そして、第一六回日本臨床眼科学会、さらに一九六四年の第一回国際近視学会でこの研究を発表し、世界的に注目をあびたのです。

学会で発表された山本博士の論文では、開発実施病院における既往数万人に及ぶ近視治療患者についての実績は多大なもので、仮性近視プラス近視、または真性近視になっているもので、近視になってから二年以上たっている一〇歳以上の患者を対象に、**10分間の片眼投射を一～二日間隔で二〇回を一クールとして治療を行った結果、二～三週間で視力の向上が見られ、多くの人は第一回投射後ただちに視力が上昇したと報告しています。**

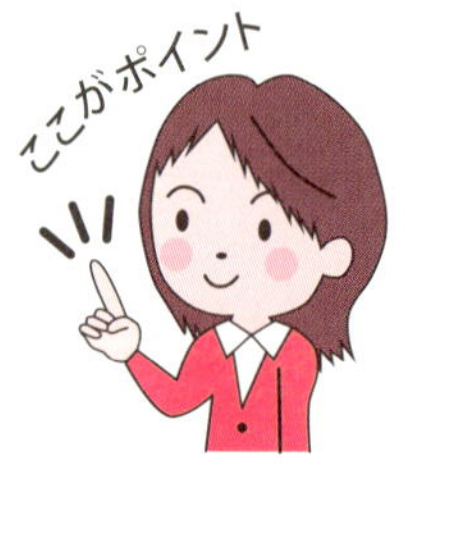

近視を回復させる方法の一つとして、超音波を活用することは臨床例が示すように、効果的な方法なのです。

▽近視治療に絶大なる効果

山本博士の論文の中で治療成績の詳細を見てみると、そこには驚くべき結果が示されています。

まず、視力が低下してから一年以上二年未満の八〇眼（四〇人）のデータは、

平均視力　〇・六〇四
視力増加　〇・一八五
改善率　七一・一%

という高成績です。

また、視力が低下してから二年以上経過している矯正視力が一・〇得られる裸眼視力の八一二眼（四〇六人）のデータは、

平均視力　〇・三三二
視力増加　〇・一二三
改善率　五八・九%

とこれまた高い結果を得ているのです。

さらに超音波投射治療後一年以上もの年月にわたって観察を続けていった結果、初診時よりも視力・屈折度ともに改善されていることがわかったのです。

つまり、この超音波治療器が近視の進行を食い止めるのにも、十分効果がある

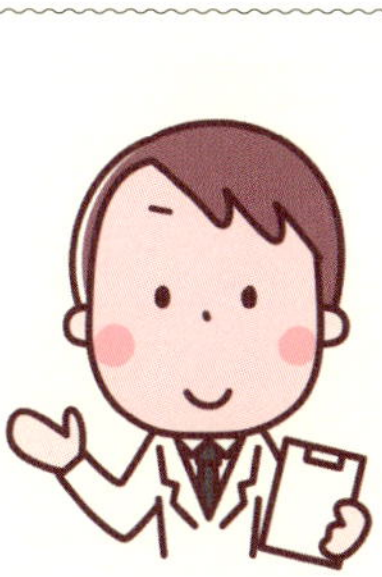

という結果が導き出されたのです。

その結果、山本博士らの超音波治療器を用いた臨床実験の成果は、広く内外に知れわたり、大きな反響を呼び起こすまでになりました。

それと同時に、超音波治療は近視治療においても実に画期的な治療法として迎えられることになったのです。なぜなら、それまでの近視の治療といえば、点眼薬などによる薬物療法が中心だったからです。

とくに眼球のように容積が小さく、なおかつ精度の高い器官に対しては、いろいろな制約があって、よほどのケースでもないかぎり薬物投与以上の積極的な治療法は困難とされていたのです。

しかし、山本博士らのグループは、そうした多くの制約や困難を克服して超音波治療器を開発しました。しかも、その治療器が高い効果を上げているのですから、注目されるのは当然の成り行きでしょう。こうして、超音波治療器は学会で発表されたのち、商品化する運びとなりました。

そして、超音波による眼科治療器として、厚生省（当時。現厚生労働省）から医療機器の認可を受け、全国の病院や眼科医院に普及し数多くの治療が行われました。

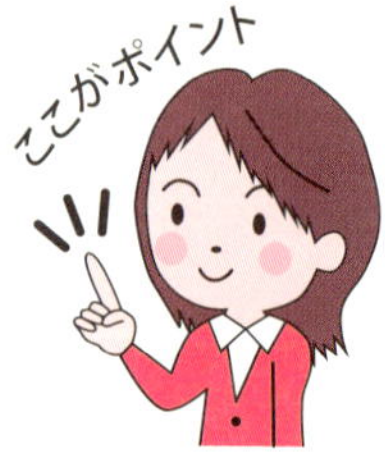

超音波治療器は学会でも発表され、商品化されています。厚生労働省からも認可を受けている信頼できる治療器です。

▽副作用のない安全な治療法

眼は、体全体から見ると大変小さい器官ではありますが、その精密さは他の器官に類を見ないほど高いといえます。それだけに眼の治療に用いる器械は絶対に安全で、副作用のないものでなくてはならないといえます。そうした多面からの研究がなされ、生まれてきたのが超音波治療器なのです。

超音波を用いるうえで必要絶対条件とされるものは、

①超音波のなかでも音響出力がごく微弱であること。

②発振周波数が、ヒトの生体組織細胞の固有振動周波数に対応した適切な低数帯域周波発振数であること（一二キロヘルツ）。

③振動が抵抗なく組織細胞に深く吸収され、かつ障害を起こさないこと。

などです。

そして、これらの必要条件を満たしている超音波が、低数帯域の縦波振動を中心とした音波なのです。

超音波治療器をまぶたの上から直接投射すると、低数帯域超音波（ＬＢ）の特性である縦波を主体とした、微弱な機械的振動作用（振動回数は一秒間に約二万四千回）になり、低数帯域超音波がエネルギーとなって、「音波のハリ」的効果で患部の組織深くまでまっすぐに入り込みます（超音波治療器が発振す

超音波には眼の
マッサージ効果もあります

る超音波の波形の投射距離は、水中で約15センチ、空中で約5センチ、コロイド体ではおよそ30センチ、固体ではおよそ45センチです。波形の状態は、直接法ではほぼ均一な波形で整然としたパルス波です）。

これは、各組織の細胞にマッサージ作用、いわゆる「細胞ごとのマイクロマッサージ作用」をもたらすものです。

これらが作用することで毛細血管が拡張し、血液量は増大します。ほかにも、リンパ、房水等の増大、筋・筋肉・視神経など各種組織の異常トーヌスの緩解、新陳代謝の促進など、多角的な効果をもたらします。

また、超音波治療器を用いることで、二九種類に及ぶ眼病が改善されるという事実も、実は細胞組織が発振している周波数と投射超音波の発振周波数が、だいたい同数値の周波であることに起因しています。

つまり「縦波同士の同調共振相撃作用」を起こし、その結果、細胞組織に入り込んだ細菌類を死滅させ、発育を抑制させたりすることが可能と考えられます。

超音波は眼の組織に入り込み、細胞組織を刺激して活性化させます。本来、人間なら誰でも持っている自然治癒力を高めてくれるのです。その結果、近視の原因として考えられている毛様体筋や、その他の筋肉、網膜、脈絡膜や神経の緊張などがほぐれ、近視がなおるという仕組みです。

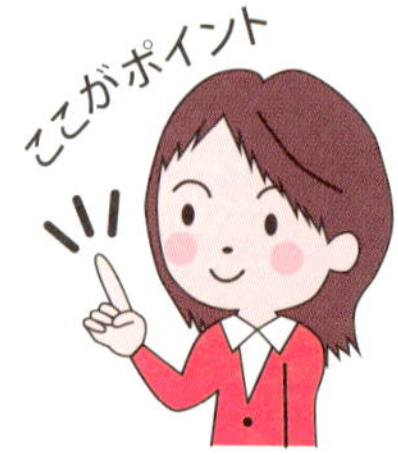

超音波が眼の組織に入り込み、細胞組織を刺激して活性化させることにより、人間の治癒力を高める結果になります。

このように、自然治癒力が高まって近視がなおるわけですから、薬物療法がもたらすような薬による副作用はありません。安全でかつ安心できることが、超音波療法の大きな特色であるといえるでしょう。

超音波治療器を10分投射した、医学的基礎実験の結果は次の通りです。

①網膜血管の拡張が見られた。
②動脈における拡張度合いは強く、末梢にいくほど拡大率が大きい。
③眼内、とくに網膜、脈絡膜の血流量が増大した。
④網膜動脈最低血圧が上昇し、ぶどう膜の血流が増大した。
⑤眼圧、眼球壁が柔らかくなった。
⑥房水の流れがスムーズになり、房水の産生率が増えた。
⑦細菌に対しては、投射後10分間で発育の抑制耐性獲得の阻止が十分見られた。
⑧抗生物質各種の効きめを高めることができる。
⑨薬物の浸透力が増加した。
⑩薬剤の眼内移行を助けることが証明された。

これらの効果は超音波治療器の投射眼ばかりではなく、驚くことにもう片方の非投射眼にも同じ効果が見られました。

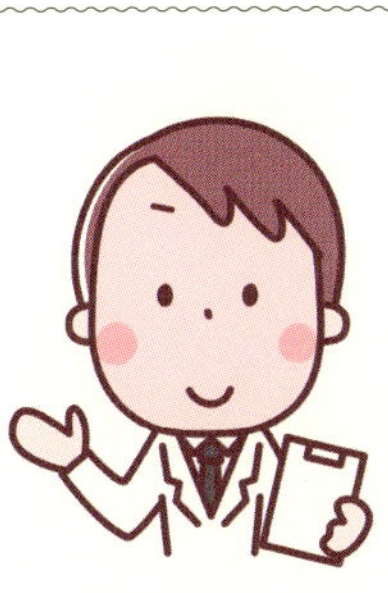

超音波による視力回復法は
約50万人を超える人たちが
その効果を実感してます

▽五〇万人を超える利用者から感謝の声

超音波治療器が開発されてから、この五〇年間で利用者の数は五十数万人にものぼります。

一九六九年に、この超音波治療器を『フタワソニック』と命名し、一九八一年から本格的に一般家庭への普及と指導に乗り出して、利用者はうなぎのぼりに増えてきました。

フタワでは、超音波治療器『フタワソニック』を販売するとともに、視力向上を願う方々の手助けとして、正しい指導のもとで、より効果的にフタワソニックをご活用いただけるように全国に健改研（健康改善研究所）センターを開設しています。

フタワソニックによる視力向上を希望する方は、ご自分の地域のセンターを訪ねていただくことになりますが、まずは、専門医に現在の自分の眼の状態を診断してもらってください。

フタワソニックは医療機器のため、「専門医によって近視、偽近視（仮性近視）と診断された方」を、フタワソニックを中心とした総合的な視力回復システムで、視力回復の指導、お手伝いをしています。

こうしたシステムを踏んで訪ねて来た方に、フタワではまず最初に視力回復

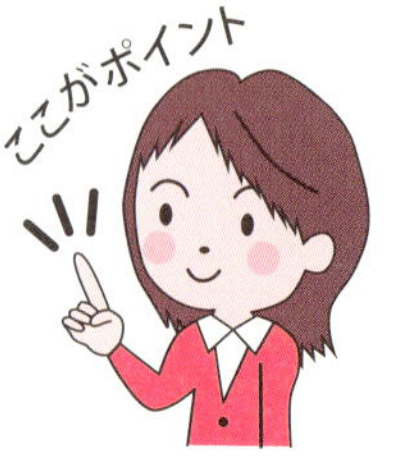

専門医が視力の検査を行ってから、超音波治療器による治療は開始できるので、安心して始められます。

体験テストを受けていただきます。

そして、視力回復体験テストによって、視力が上がって「視力回復が見込まれる」という結果を得られた方に視力回復の指導、お手伝いをするということです。

ですから、センターでの視力回復体験テストで視力が上がらない場合は、残念ですがフタワソニックによる視力回復の指導はあきらめていただく場合もあります。

▽フタワが独自に開発した視力回復法

全国のセンターでは、超音波治療器『フタワソニック』を主体とした療法に、独特の視力回復法をプラスした視力回復総合システムを導入しています。

これは、①**超音波治療法**、②**視生活の改善法**、③**眼の運動法**、の三つを中心とした総合療法です。

これらの治療法は、小さなお子さんからお年寄りの方まで、家庭にいながら誰にでも簡単に行えるのが特徴です。また、ほかの視力回復療法にマネのできない大きな特徴を備えています。

①超音波治療法

超音波治療器『フタワソニック』を、両眼のまぶたを閉じて、片眼に10分間

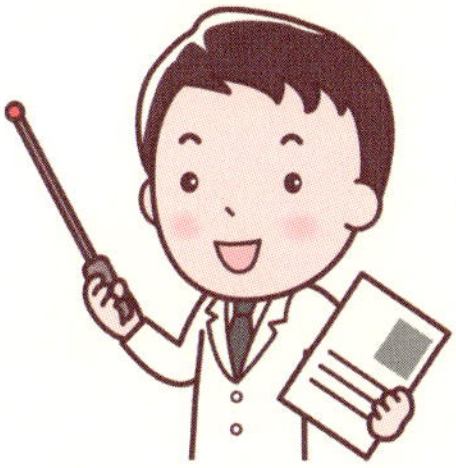

近視の原因に
ストレスがあります

投射します。好きな音楽などを聴きながら、心身ともにリラックスしながら行うのがポイントです。

心身のストレスは近視の原因の一つでもありますから、イライラした状態で超音波治療を行っても効果は上がりません。超音波治療の効果を最大限に高めるには、やはり心身をストレスから解き放してやることが大切です。

②視生活の改善法

後天的に近視を招いてしまった人の多くは、その生活環境に必ず悪い習慣やクセを持っています。センターでは、視力回復の見込みのある人には、指導員が一人一人面談して、その人の眼の悪い使い方（クセ）や、眼に悪い生活習慣を発見していきます。そして、**眼に負担にならないような正しい眼の使い方や、正しい生活習慣を身につけてもらう**ために、適切な指導とアドバイスをしています。

③眼の運動法（視力アップ体操）下のイラスト参照

この視力回復法は、超音波治療を10分間投射したあとに行うものです。

近視回復法のいくつかは前節で述べてありますが、それらのなかから視力の実態に合わせた基本となる眼の運動を選び、家庭で小さなお子さんからお年寄りの方まで誰でも簡単に行えるように、シンプルにシステム化してあります。

とくに、②の視生活の改善法は、眼を大切にするために重要な生活習慣〝5

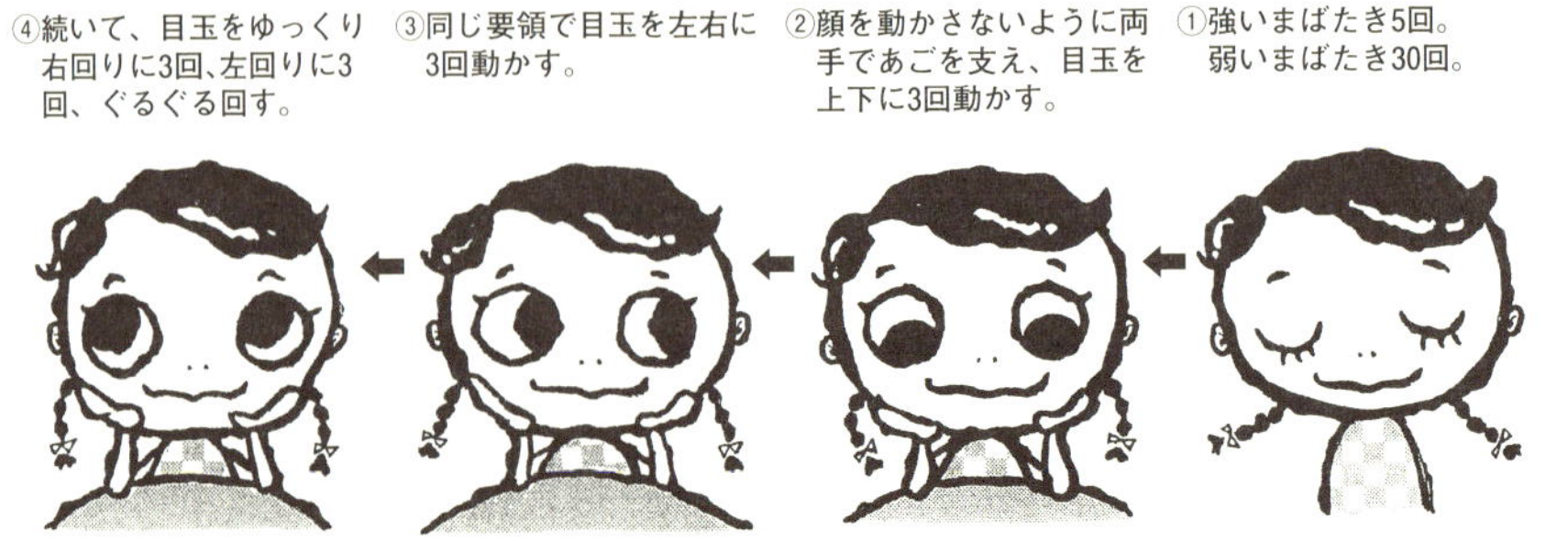

①強いまばたき5回。弱いまばたき30回。
②顔を動かさないように両手であごを支え、目玉を上下に3回動かす。
③同じ要領で目玉を左右に3回動かす。
④続いて、目玉をゆっくり右回りに3回、左回りに3回、ぐるぐる回す。

S〃があります。これを守りながらフタワソニックを投射しましょう。

1S―睡眠……睡眠不足になると眼に疲労がたまり、視力が落ちます。十分な睡眠をとりましょう。

2S―姿勢……サルの首を毎日二～三時間ずつ前に曲げておくと、約半年で近視になるという実験があります。首すじ・背すじを伸ばし、正しい姿勢を保ちましょう（スマホネック予防）。

3S―照明……室内と机上の照明の差があまりないようにし、蛍光灯の光が直接目に入らないようにしましょう。

4S―食生活……砂糖など甘いものや清涼飲料水は、カルシウムを消費し、体外に排出しますので、カルシウム不足を起こし眼球が弱くなります。また酒・タバコの飲みすぎは、ビタミンB_1不足を招きます。

5S―スポーツ…眼も身体の一部です。弱い身体のままで眼だけ酷使するのはよくありません。適度な運動は身体全体の血行を良くし、ストレスを解消させます。

以上が、フタワが自信を持って独自に開発した視力回復システムです。

⑤頭を肩や胸にくっつける気持ちで、大きく右に3回左に3回、ぐるぐる回す。

⑥ひじを軽く曲げ、前のほうに、ゆっくりと肩を3回まわす。

⑦同じようにして、後ろのほうに、ゆっくりと肩を3回まわす。

⑧息を吸いながら肩を上にあげ、はきながら下に戻す。3回動かす。

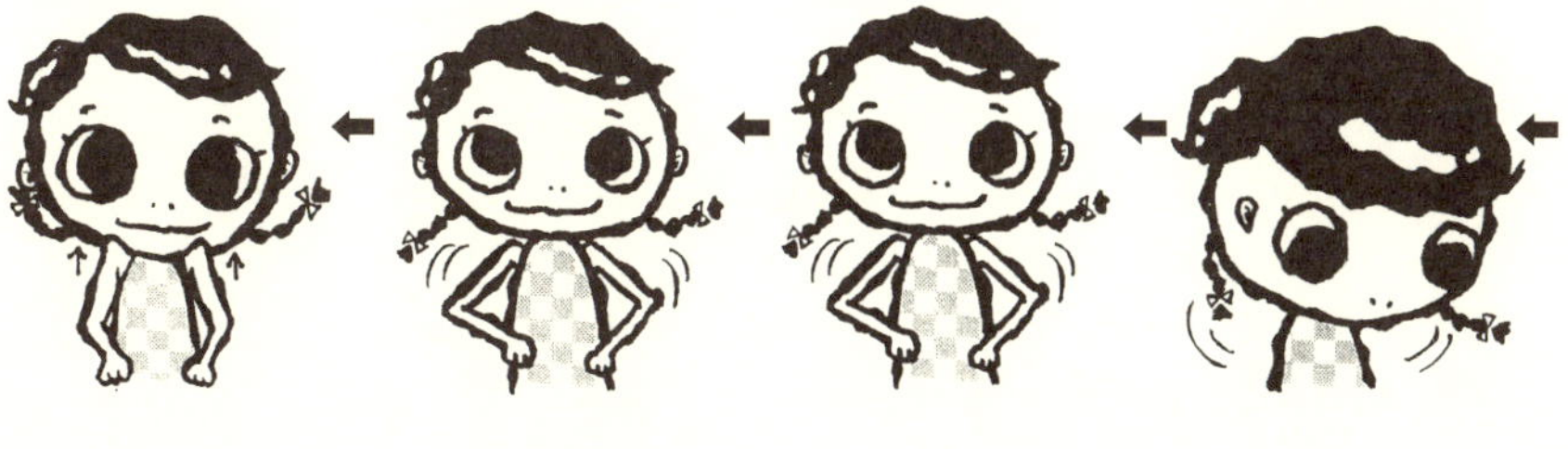

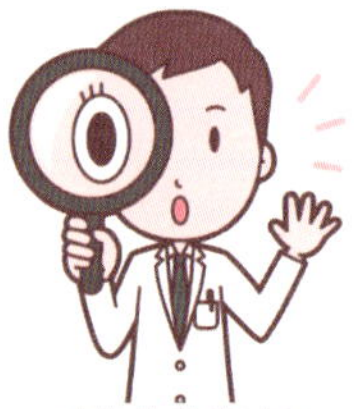

初めて使用した直後に効果を実感！

超音波治療器『フタワソニック』を自宅に常備して手軽に愛用するユーザーの方も着実に増えて、開発以来すでに五〇万人超の方が視力回復の喜びを実感されています。

超音波治療器は、子どもや若年者（一〇～三〇代）の近視回復に高い実績があるほか、高齢化社会を迎えた現在では、眼の加齢トラブルの改善にも効果があり、多くの方から高い評判も得ています。

事実、超音波治療器を日頃から愛用している五〇代、六〇代以降の方々からは、

「老眼の進行が止まっていると眼科でいわれました」

「目のかすみが晴れて、白内障の手術を回避しました」

「目のショボつきがなくなり、読書や車の運転がすごく楽になりました」

など、驚きと感謝の声が全国から多数寄せられています。

黄斑円孔という網膜の中心に穴があくことで視力が奪われる眼病から、みごとに回復した方もいます。

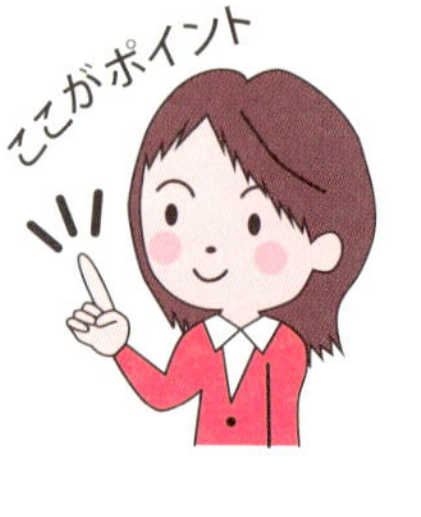

超音波による視力回復法は、子どもから大人まで安心して使え、さらに抜群の効果があり、多くの人から感謝されています。

それでは超音波治療器は、どのような働きによって視力低下を招く眼の不快症状を改善に導くのでしょうか。

注目すべき点は、その名の通り超音波がもたらす効果です。

超音波治療器は取っ手を握って、片方の目をつぶり金属性の突起（導子）をまぶたの上に直接当てて使用します。電源を入れると突起部分から一二キロヘルツの微弱な超音波（一秒間に約二万四〇〇〇回の振動を与える）が投射されます。

この超音波の振動によって、目の組織の毛細血管が拡張して血流量が増大。それに伴って次のような効能をもたらします。

①**毛様体（ピント調節する筋肉）のこりがほぐれて、調節力が回復する**＝近視、老眼の改善

②**網膜の解像力がアップして、視神経の働きも活性化する**＝後発白内障の改善

③**リンパ液、房水など目の体液循環がスムーズに**＝緑内障の高眼圧の改善

④**老廃物の排出や涙の分泌など、目の新陳代謝が活性化する**＝眼精疲労やドライアイの改善

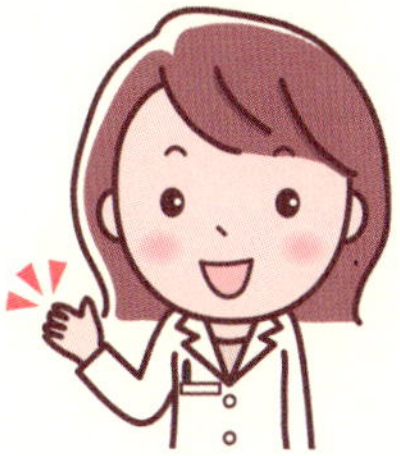

超音波を直接眼に当てても
心配いりません

治療器を使用する際、直接眼に超音波を当てることは不安という方も当然おられると思います。しかし、超音波そのものは、現代では医療機関で病人や妊婦に行う画像検査（エコーなど）でも日常的に用いられており、実はわたしたちのまわりでは身近な存在なのです。

超音波治療器から投射されるのは、そうした検査レベルよりももっと微弱な超音波です。そのため、すぐれた効果・効能とともに安全性も実証されており、開発以来五〇年間、超音波治療器による副作用、後遺症などの報告は一例もありません。

また、特筆すべきは近視治療患者の中で、たまたま併疾の副鼻胴炎などが眼部位への本治療器超音波の投射によって無意識のうちに併行しての改善を得ているという事例がたくさん見られたということです。さらに、強度の不眠症、偏頭痛、顔面神経麻痺、リンパ腺炎、坐骨神経痛、筋肉のこり、歯槽膿漏などにも予想以上の効果を得ている報告があり、この超音波治療器によるマイクロマッサージ作用がさまざまな諸疾患（たとえば認知症の改善など）に対する適応について、今後に期待されるところはきわめて多大なものがあると思われます。

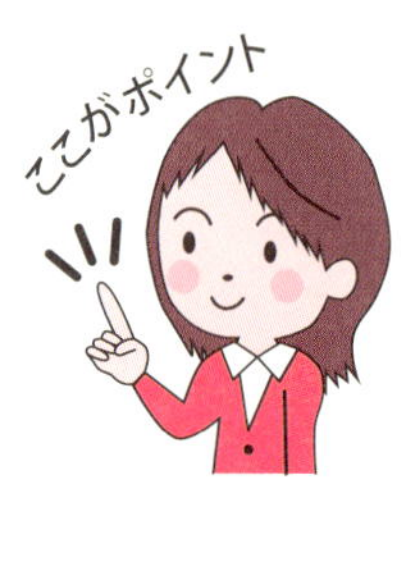

超音波治療器が開発されて約五〇年が経過しておりますが、副作用や後遺症などの報告は一例もありません。

第5章

フタワソニックの驚異の効用

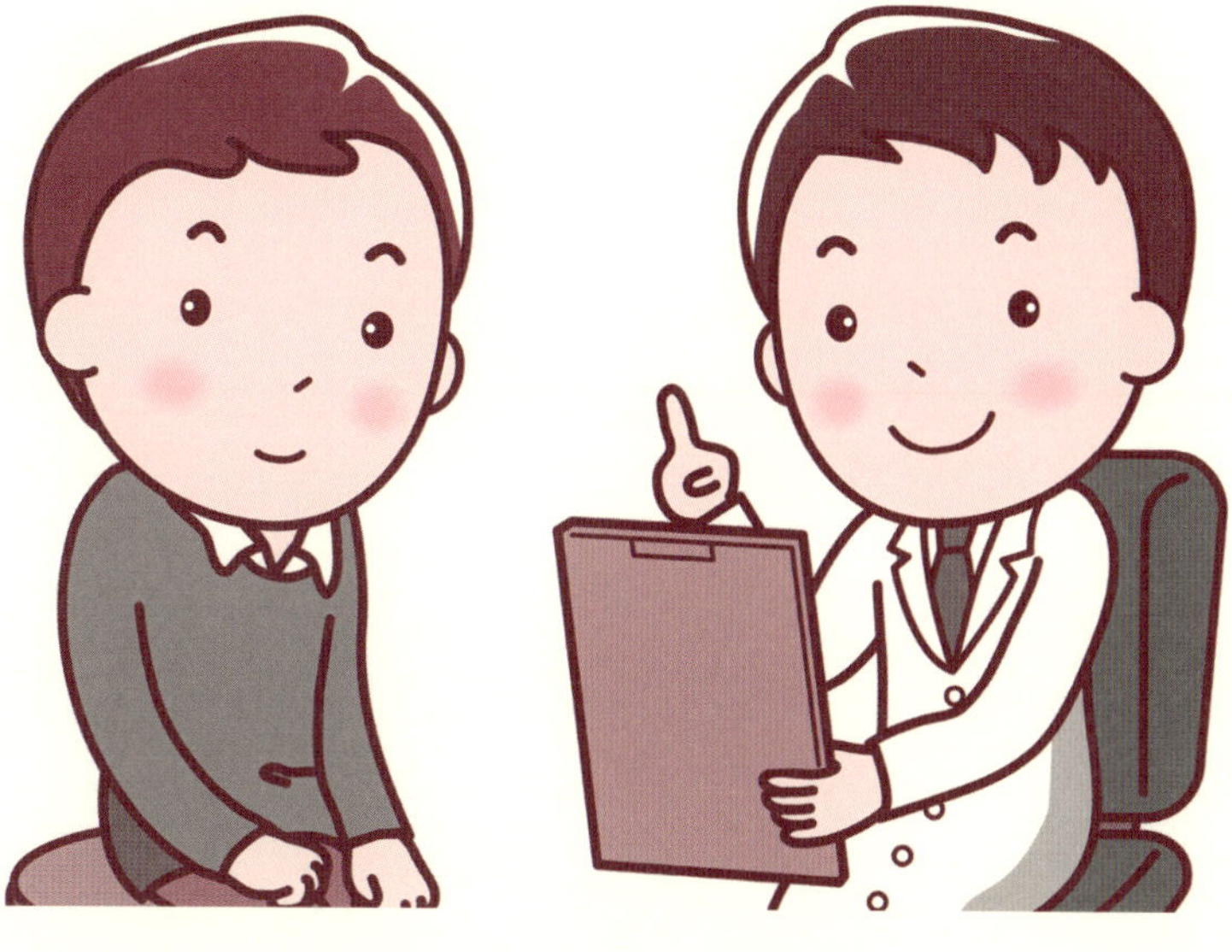

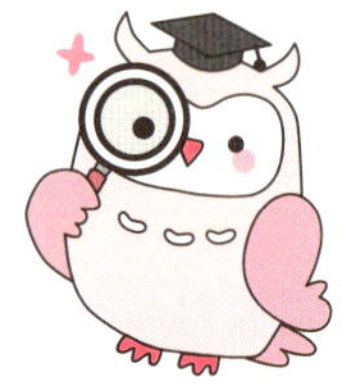

超音波治療器『フタワソニック』の驚異の効用

『フタワソニック』の上手な使い方

『フタワソニック』は、超音波によるマイクロマッサージ効果によって自然治癒力を引き出し、眼の機能を回復させるものです。薬物療法などと違って副作用などの心配はありませんが、その効果をよりいっそう高めるためには、治療器の上手な使い方が望まれます。

基本は一日一回、10分間の超音波の投射を行ないます。しかし、早く視力回復をはかろうとして、続けて何度も投射すると、逆に眼が疲れてしまいます。同じ日に複数回投射するときには、六時間程度の間隔をあけて投射するようにしましょう。

また、『フタワソニック』を購入していただいた方には、使用方法などの細かい指導は、センターでアドバイスしてくれますので安心してください。

『フタワソニック』は、厚生労働省の認可（承認番号２１９００ＢＺＸ００９３２０００）を受けている医療機器で、その効能・効果は「偽近視の抑制または緩解」（後天性近視の治療）を目的とした機器です。しかし、百人が百人ともに近視回復などの効果が出るというわけではありません。どんなに優れた薬であっても、体質的に合わない人には効果が得られないように、超音波治療にも同じことがいえるのです。

超音波治療器は、超音波によってマッサージ効果を得るものですが、なかには、そのマッサージだけではまったく効果を得られない人もいることを知っておいてください。

また、効果の現れ方にも個人差があります。なかには一～二週間でびっくりするほど効果の上がる人もいれば、一ヵ月近くの間まったく効果が現れない人がいたり、と思えばその後、急速に視力が向上しはじめたりする人がいます。ほかにも、目を見張るような回復ぶりは感じないものの、徐々に視力が回復し向上していく人もいます。効果の現れ方は人によってさまざまです。

ただ、一般的な傾向としていえることは、『フタワソニック』の投射を始めて一週間から一〇日目ぐらいに向上した視力が一時的に停滞することです。これが、どのような理由で起こるのかはわかっていませんが、フタワソニックを使用したほとんどの人が経験していることです。

しかし、ここでがっかりしてやめてしまったのでは、本当の効果を得られません。多くの人たちに起こる一次的な現象として気楽にかまえ投射を続けてください。

一時的な視力停滞は、人によっては投射中に数回経験することもありますが、大切なのはそのときあきらめて、投射を中断しないことです。

センターでは、初めて来所した人に「視力回復体験テスト」を受けてもらいます。これは、超音波治療器を左右どちらかの眼に10分間投射し、使用前と使用後の視力の変化を見るものです。

もし、変化があれば、視力回復が望めるということで『フタワソニック』による視力回復の総合システムをおすすめすることになります。使用前・使用後の視力の差が大きければ大きいほど、視力の回復が望めるということです。

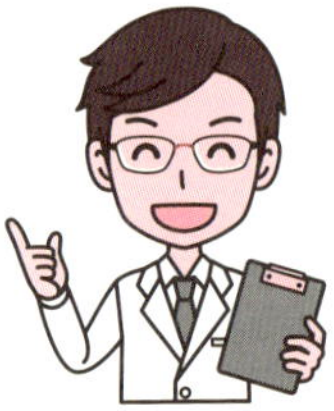

超音波治療器『フタワソニック』に期待される未来の医療

▽「認知症対策」は今や世界の最重要課題

超音波治療器・フタワソニックが五〇年を超える歴史の中で、視力回復を始めとして、目の健康回復に大きな成果をあげてきたことはこれまで述べてきた通りですが、この超音波治療がもたらす未来の医療についてお話を進めてみましょう。

国際アルツハイマー病協会（ＡＤＩ）が二〇一五年に発表した「世界アルツハイマー病　レポート　２０１５」によると、世界には約五〇〇〇万人ともいわれる認知症患者が存在し、二〇五〇年には約三倍の一億四〇〇〇万人に増加するとの予測がなされています。**今や世界各国が最重要点に取り組む重要なテーマが「認知症」**なのです。

日本においても約六〇〇万人の認知症患者がいると思われ、今後高齢化が進んでいくにつれ、認知症の患者数がさらに膨らんでいくことは確実です。厚生労働省が発表した推計によれば、団塊の世代が七五歳以上となる二〇二五年に

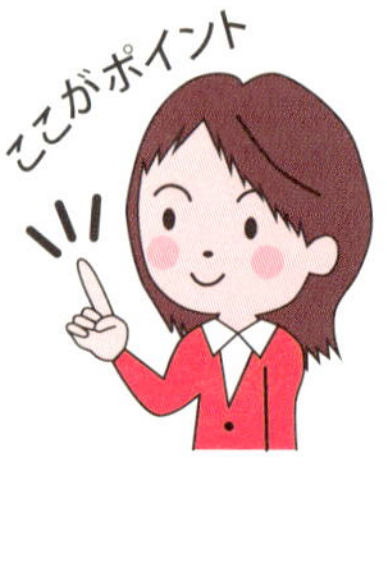

超音波治療には目の健康回復のほかにも注目されている効果があり、研究が進んでいます。

は、認知症患者数は七〇〇万人前後に達し、六五歳以上の高齢者の約五人に一人を占める見込みです。

こうした状況を背景に、二〇一九年五月にスウェーデンのストックホルムで開催された認知症に関する国際会議において、WHO（世界保健機関）は認知症と認知機能を予防するための具体的な介入方法に関するガイドライン（指針）を初めて発表しました。これによりますと、**運動の習慣化、禁煙の実行、飲酒の抑制、栄養バランスのとれた健康的な食事、適正な体重・血圧・コレステロール・血糖値のコントロール、社会的交流への積極的な参加、うつ病、難聴等の改善により、認知症の発症リスクを減らすことができる**としています。加齢とともに認知症のリスクが高くなるのは仕方ないとしても、ライフスタイルを改善して少しでも発症時期や進行を遅らせることを目的にしたものです。

二〇一八年の日本人の平均寿命（厚生労働省調査）は、女性が八七・三二歳、男性が八一・二五歳といずれも過去最高を更新しています。一方、介護を必要とすることなくトイレや入浴、歩行など日常的な生活を自分でできる状態、いわゆる「健康寿命」は、二〇一六年の調査によると女性が七四・七九歳、男性が七二・一四歳です。つまり、晩年の一〇年前後を病魔との闘いに費やすことになるわけです。

このように長生きできるのは喜ばしいことですが、大切なのは「健康を維持

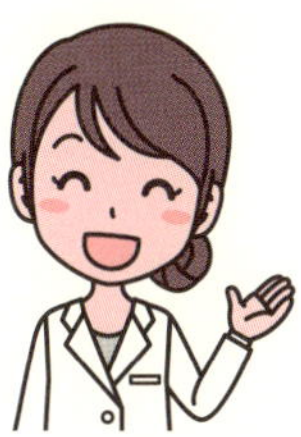

日本人の平均寿命は延びている一方、
晩年の10年前後は病魔と闘うことが多く、
いかに健康維持をするかが課題となっています

して元気に生きていく」ということではないでしょうか。

グラフ①は、二〇一三年に厚生労働省が実施した「国民生活基礎調査」の結果です。要介護になる原因の一位が脳卒中、二位が認知症で、この二つが全体の三分の一を占めています。

とくに認知症は本人だけではなく、家族や地域社会にも少なからず弊害をもたらすことから、大きな社会問題になっています。長寿王国といわれる日本にとっても認知症対策は大変重要な課題です。

実は今、こうした認知症対策の分野において「超音波治療」が大きな注目を集めているのです。

▽認知症対策としての超音波治療

「ある条件を満たす超音波が脳に作用して治療効果を発揮する。アルツハイマーを循環器疾患の一つと捉え、東北大が超音波治療に取り組んでいる」

これは二〇一九年一〇月一七日号の週刊新潮に掲載された記事の書きだしです。週刊新潮の記事を要約すると、東北大学の下川宏明教授によって、

- 認知症マウスの脳に超音波を当てることで**脳血流の改善**と、**認知機能低下を抑制する効果**が確認された。
- 二〇一八年の夏から人に対する臨床試験に取り組んでおり、一定の有効性

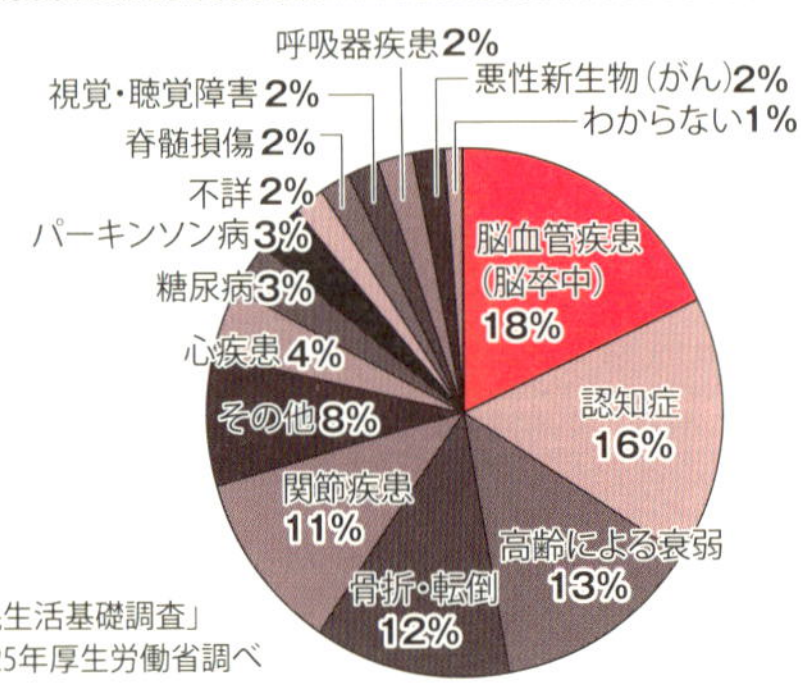

グラフ① 「要介護になる原因」

「国民生活基礎調査」
平成25年厚生労働省調べ

が認められる結果が出ている。
・認知症対策としての超音波治療は、保険適用申請を視野に入れて研究が進んでいる。

といったものです。下川教授の研究について、もう少し詳しく説明していきましょう。

◎脳血流の悪化が認知症を招く

東北大学・下川宏明教授の専門は循環器内科。つまり、心臓や血管の病気を診る分野です。認知症は専門外のように思えますが、けっしてそうではないのです。

まず、知っていただきたいのは認知症にはいくつかの種類がある、ということです。一番多いのはアルツハイマー型認知症で、認知症全体の約六割を占めます。アルツハイマー型認知症では、脳内にアミロイドβというたんぱく質が溜まって、脳の神経細胞を壊していきます。

脳が萎縮して海馬部分に影響が達すると、やったことを忘れる記憶障害が起こります。また新しいことを覚えられない、時間や季節などの感覚が希薄になり、最終的には自分が誰なのか、どこにいるのか、わからなくなって徘徊を繰り返すようになります。このアルツハイマー型認知症は女性に多く発症するの

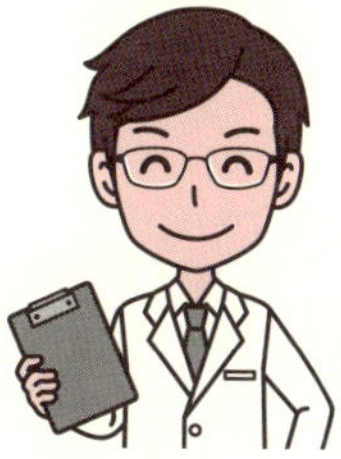

一番多い認知症がアルツハイマー型、
その次に多いのが脳血管性です。
2つの複合型認知症もあり、この2つが
認知症全体の90%を占めています

も特徴です。

次に多いのが**脳血管性認知症**で、こちらは認知症全体の約三割を占めます。脳卒中で脳血管が詰まり、脳の細胞に酸素や栄養が行き届かなくなって細胞が壊れることで認知症が起こります。症状が出ない脳梗塞をひんぱんに起こした末に認知症状が出現するケースもあり、その場合は良くなったり悪くなったりを繰り返す、いわゆる「まだら認知症」から始まって徐々に進行していきます。高血圧症、糖尿病、心疾患、脂質異常症、喫煙で、血管が動脈硬化を起こしていることが、脳血管性認知症を起こす根底にあります。こちらは女性よりも男性のほうが多く発症しているといわれています。

脳血管性認知症はもちろんですが、下川教授はアルツハイマー型認知症の原因であるアミロイドβの蓄積も、脳血流の停滞が大きく影響している、と考えています。循環器内科の下川教授が、認知症改善の研究を始めたのもうなずけます。

◎脳血流を促進する超音波治療

下川教授は脳の血流を改善することが認知症改善に役立つと考え、超音波を投射することでそれを実現させようと研究を進めてきました。

では、なぜ超音波を当てると脳血流が促進されるのか。私たちの血管は外

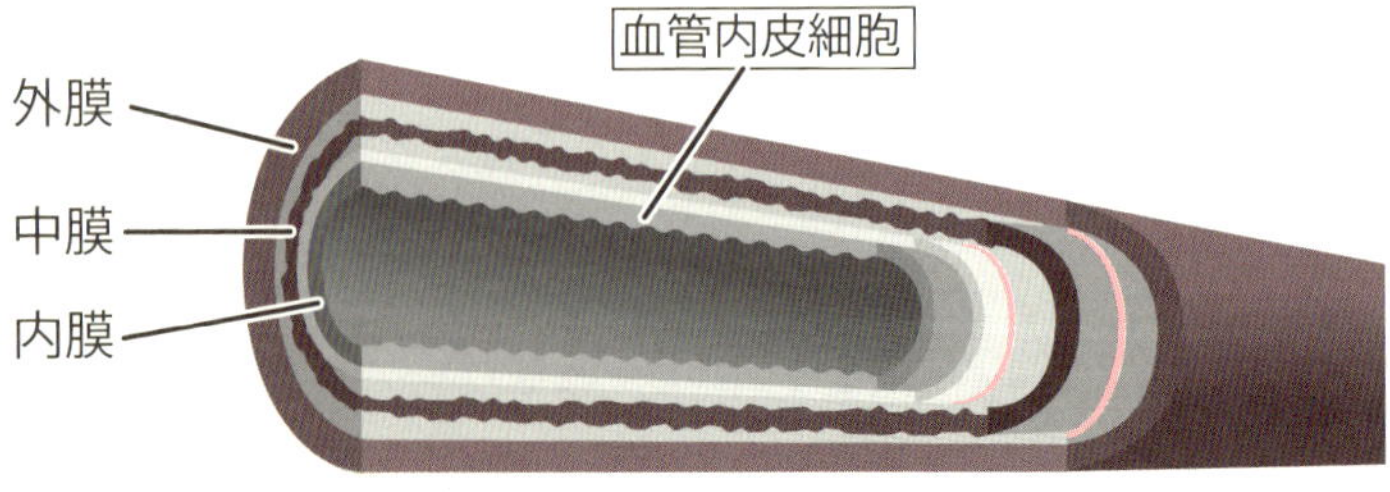

膜、中膜、内膜の三層構造になっていて一番内側が内膜です。そして内膜の直接血液に接する部位に並んでいるのが血管内皮細胞。ここには凹みがあるのですが、超音波は脳血管のこの凹みを振動させるのです。するとここにあるたんぱく質の複合体が音波を感知して化学的な信号に変換、いくつかの分子を経て核まで伝えた結果、**一酸化窒素合成酵素**や**血管内皮増殖因子**などが発現するそうです。

一酸化窒素合成酵素は血管を拡張する作用を持ち、血管内皮増殖因子は新しい血管を作る働きを持っています。つまり超音波を脳血管に投射することで、血管の内部が拡がって血流がスムーズになり、かつまた新しい血管から脳に十分な栄養や酸素が供給されるというのです。実際に下川教授の行った実験では、超音波を投射したマウスの脳には一酸化窒素合成酵素の発現が増え、脳血流の改善が見られたそうです。

そしてアルツハイマー型認知症の原因とされる、アミロイドβが蓄積されたマウスにも大きな効果が見られています。

これは超音波を脳に当てて発現量が増えた一酸化窒素合成酵素が、アミロイド前駆たんぱく質やアミロイドβを切り出す切断酵素の働きを抑えるため。端的に言えば超音波がアミロイドβを減少させ、アルツハイマー型認知症による認知機能の低下を抑え込んだのです。

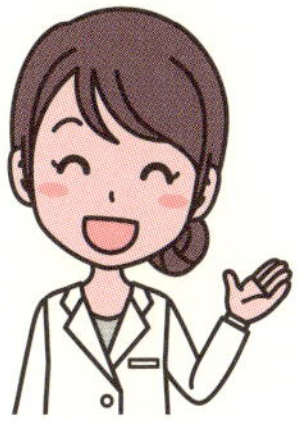

マウス実験ではアルツハイマー型認知症、
血管性認知症の双方の改善が
超音波治療法で確認されました

◎血流促進に即効性のある超音波

下川教授が脳血流の改善を超音波に託した理由の一つに、脳ならではの特殊な事情があるようです。実は脳には血液に混ざった異物が、脳に入り込まないようにする血液脳関門が存在します。したがって血流促進薬を投与しても、脳血管にいたる前にブロックされて効きにくいのです。その点、超音波なら直接脳に届いて効果を発揮してくれるわけです。

下川教授が脳血流の改善に超音波を活用しよう、と発想したのはそれだけではありません。実は心臓や血管の病気を専門とする循環器内科の医師である下川教授は、重度の狭心症治療に衝撃波を用いる方法を二〇年ほど前から研究していたのです。

狭心症とは心臓につながる冠動脈が狭くなり、心臓が働くために必要な血液が十分に供給されなくなる病気です。治療法としてはステントという筒状の器具を入れて血管を内側から拡げる方法や、血管にう回路を作るバイパス手術がありますが、重度の狭心症になるとそれらの手術は危険を伴うためにできなくなります。

一方、イタリアの研究グループが血管内皮細胞に低出力の衝撃波を当てて、一酸化窒素を産生を促すことに成功。その後下川教授はスイスのメーカーとともに心臓病用の衝撃波装置の開発に成功しました。この装置によって血管を拡

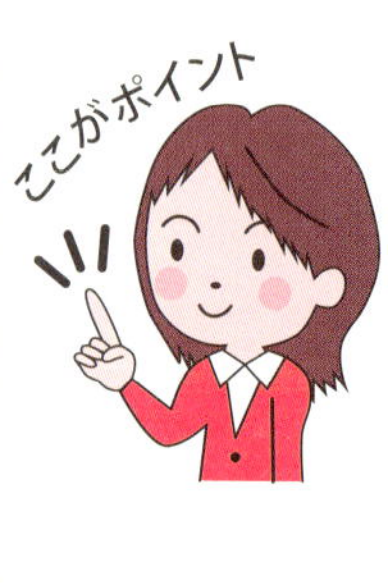

脳に直接微弱な刺激を与える超音波は、安全性と即効性の両立に成功しています。

張させる低出力衝撃波療法は、二〇一〇年に先進医療として日本でも承認され、これまで世界二五カ国で一万人以上の狭心症患者に使われているそうです。

ところがこの衝撃波は、一歩間違えると肺を傷つけてしまう可能性もあり、また一回当たりの治療時間が三時間もかかるのです。その点、超音波なら肺を傷つける心配もなく、治療時間も一時間で済む。下川教授が効果的かつ安全性の高い超音波の投射条件を、試行錯誤の末に見つけ出したのが二〇一四年。同年にこの低出力超音波をマウスの脳血管に投射して、認知症改善の研究に着手。前述のように有効性が認められています。

現在では認知症治療の専門家も加わり、二〇一八年からは人に対する認知症改善の臨床試験も行われています。結果次第では近いうちに認知症治療に超音波が用いられる、と期待されています。

▽超音波治療器・フタワソニックの認知症における研究

超音波治療としては先輩といえるフタワソニックも、目だけではなく、新分野での活用法が研究されています。その一つに認知症対策があります。

研究を開始するきっかけとなったのは、延べ五〇万人以上のフタワソニックの使用者たちからの声でした。フタワソニックを使用しているうちに、目以外の他の箇所に好転が見られたという声が、多数寄せられていたのです。

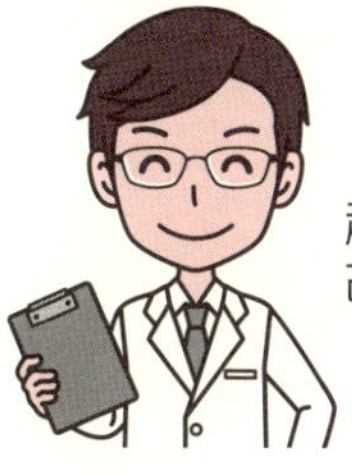

超音波治療による耳鳴り、難聴の
改善例も多く報告されています

その中でも多いのが「耳の聞こえが良くなった」「耳鳴りが治まった」「よく眠れる」などという声でした。フタワソニックのスイッチを入れると「ピ——」というかすかな発信音が鳴り続け、五分後に半分を知らせる合図音、一〇分後に「ピピッピピッ」といった終了の合図と同時にスイッチが自動的に切れ、発信音も止みます。

まぶたを閉じて使用するわけですから、音で時間の経過を知らせるわけです。ところがご高齢の方で難聴や耳鳴りなど、耳に不具合がある方でこの音が聞き取れないという方もいました。もちろん片方の目を開けて時計を見れば終了時間はわかりますので、使用上の問題はありません。こうしてフタワソニックの使用を続けているうちに、以前は聞こえなかった発信音が聞こえるようになった、というケースが続出したのです。

無音だと思っていたフタワソニックから「ピ——」という発信音が聞こえるようになったわけですから「これは何の音なのか」という質問が取り扱い店にも数多く寄せられます。その数があまりにも多いことからメーカーでは、本格的に研究をすることになりました。

その結果、耳たぶの裏側の翳風《えいふう》というツボに超音波を投射することで、耳鳴りや難聴といった耳の異常や、偏頭痛の改善等に一定の効果が認められたのです。

こういった経験がきっかけとなって、現在ではフタワソニックの新たな可能

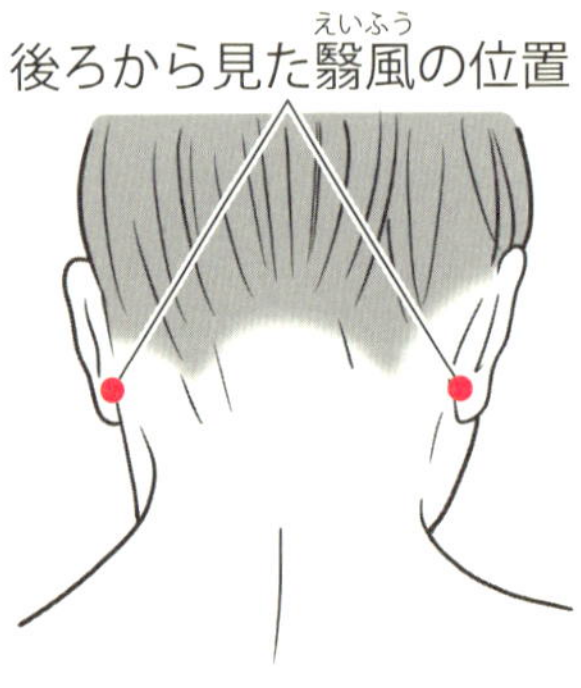

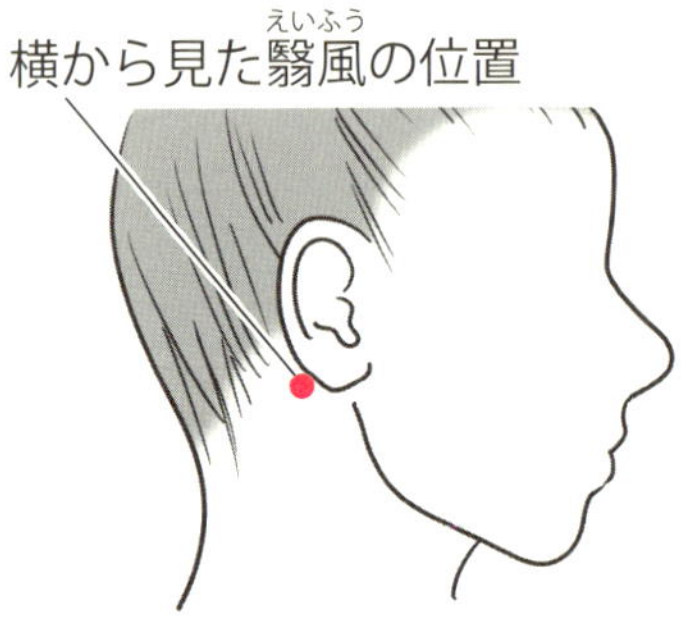

性を探るべく研究チームを作り、さまざまな試みに取り組み、本格的な応用・研究が始まりました。

◎フタワソニックの新たな可能性

フタワソニックの新たな可能性。その追求に協力する一人が東京・新宿区の若松河田クリニック院長の松岡瑠美子先生です。松岡先生が初めてフタワソニックに出会ったのは、今から五〇年前だったそうです。

「超音波治療器の存在は知っていました。興味は持ちましたが、当時は安全性において超音波は未知数でしたので、積極的に使ってみようとは思いませんでした」(松岡先生)

しかし、歳月が流れる中で超音波の安全性が実証され、内臓や母胎の中を覗いて胎児をリアルタイムで観察するエコー検査などに使用されるようになりました。近年になってフタワソニックに再会した松岡先生は、五〇年経った今もなお、第一線で活躍するこの超音波治療器に、あらためて興味を持ったそうです。

まずはご自身のツボに当てて試したところ、一カ月で愛用していた眼鏡式拡大鏡が不要になるほど視力が回復。このとき東洋医学に精通している松岡先生は、閉じたまぶたに直接当てる従来の投射法ではなく、目の上(眉付近)にある経絡に当ててみたそうです。

●松岡瑠美子先生

医学博士。日本人類遺伝学会臨床遺伝学専門医・指導医。
一九七二年横浜市立大学医学部卒。東京女子医科大学循環器小児科助手、ハーバード大学医学部小児科・循環器科研究員、東京女子医科大学・先端生命医科研究所特任教授などを経て、二〇一〇年東京・新宿区に若松河田クリニックを開院。

「すると視力回復とともに偏頭痛も軽くなりました。次に腫瘍があるお腹にも約四〇分ほど当ててみたところ、にわかに胃腸の働きが活発になるなど、一定の効果が認められました」

◎認知症改善が期待されるフタワソニック

これらの効果はフタワソニックの発する超音波が**血流を促進**する、と同時に**経絡に的確な刺激を与えているため**ではないか、と松岡先生は推察しています。そして、「血流促進も経絡の刺激も、認知症の改善策の一つとして有効であることは十分に考えられます」と、期待を寄せています。

こうした直接的な脳への働きかけとは別に、フタワソニック本来の効用である目の健康回復もまた、認知症改善の一助となります。本書第二章で「私たちは外界の情報の八〇％を視覚から得ている」と書きましたが、目が悪くなれば脳に入る情報は著しく少なくなります。

さらに目にトラブルを抱えて外出する機会が減ったり、人と接することが少なくなることで、認知機能が低下することも懸念されています。日本老年医学会「認知症患者への白内障手術によるＱＯＬ向上」によると、白内障が改善したことで、新聞や本を読む、映画やお芝居、スポーツ観戦をする習慣を取り戻し、それとともに抑うつが改善され、ひいては認知機能の上昇も期待できる

■若松河田クリニックの癌患者一〇〇名を含む五〇〇人の患者は、一六〇項目にも及ぶ検査や問診を受けたうえで、個々の病歴、現状、体質、生活環境を加味したカスタムメイドの医療を施されています。

その目的とするのは「一〇〇歳になっても元気でいられるからだ」でいられること。松岡先生自身、四〇代で限りなく癌に近い卵巣腫瘍を患いながらも、手術や放射線や抗癌剤も使用することなく三〇年、病気を封じ込めています。松岡メソッドはこういった自分の体を実験台にして得た経験と、ハーバード大学や東京女子医大などで、一万人以上の患者さんを診てきた経験から生み出されたものです。

既存の治療法だけに頼らず、食事療法を基本にしていますので、必要に応じてサプリメントや健康器具なども駆使。さらに細分化が進んだ専門分野の壁を取り払った「統合医療」です。

と報告されています。

ちなみに聴覚から得ている外界の情報は約七％。目と耳をフタワソニックで健全に保てたとすれば、認知症改善にも少なからず寄与することでしょう。

◎認知症大国・日本からの脱却を目指して

松岡先生の統合医療が目指す「一〇〇歳になっても元気でいられるからだ」であるためには、認知症対策は重要な課題となります。

松岡先生の若松河田クリニックに併設する、ＮＰＯ法人イムクルスの健康相談センター「ＧＥＮＫＩ ＨＯＵＳＥ Ｌｕｃｅ」（元気ハウス・ルーチェ）では、定期的にフタワソニックの体験会が実施されています。ここではフタワソニックを二台使って同時に超音波を投射したり、ツボなどに投射することができます。

一三四ページでも解説しましたが、フタワソニックから発せられる縦波の超音波は、空気中で五センチ、水中で一五センチ、コロイド体では三〇センチの距離に達します。両目同時に超音波を当てることで、脳の深部にまで超音波の刺激が同調して認知症改善に効果が得られる、という超音波（弱出力低数帯域インパルス多重波重合超音波）の特徴および有効性などを実証する試みです。

私たちの社会が直面している認知症対策。その切り札として超音波治療器・フタワソニックの応用投射メソッドが活躍する日がくるかもしれません。

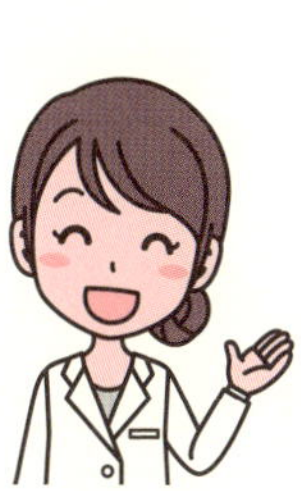

フタワソニック2台を同時使用したメソッドは、
認知症改善とともに脳血管疾患（脳卒中）
予防策としても期待されています

あとがきに代えて

健康な眼に回復させることは可能です

今まで、私たちは眼に対してあまりにも無関心すぎてしまったことが、改めて理解できたかと思います。最近になり、ようやく「近視や老眼には眼のトレーニングが有効である」と証明され提唱されつつありますが、欧米では、一九三〇年代には既に眼科とは別の「視力眼科」と呼ばれる医療制度が発足し、検眼医の指導のもと視力回復の総合トレーニングが行われております。

このように「視力が落ちたら、視力眼科で眼のトレーニングを積極的に行う」という欧米人に対し、日本人の多くはいまだに「視力が落ちたら、絶対にメガネをかけなければならない」「メガネをかければ大丈夫」と信じているのです。

また一方では、「視力が悪いのは遺伝であり、治らないもの」とあきらめている人が多いのも事実です。

本文でも紹介しましたが、視力が低下する原因の九五％は、後天的要因です。遺伝によるものは五％にもおよびません。視力低下を早期に発見し、積極的に眼のトレーニングを積むことで、近視・老眼はもちろんのこと、遠視・乱視・斜視でも視力を回復させたり、視力低下を遅延させることは可能です。

本書で紹介している、五〇年の歴史と五〇万台以上の販売実績のある超音波治療器「フタワソニック」（厚生労働省認可）は、超音波によるマイクロマッサージによって、人間の持つ自然治癒力をうまく引き出してくれます。

毛細血管が集まっている眼球細胞は、もともと血流が悪くなりやすい部位です。日頃から眼を酷使して毛細血管の老化が重なると、眼の血流は慢性的に淀んでしまい、網膜・水晶体・毛様筋などに酸素が十分届けられなくなり、眼球組織がいわば酸欠状態に陥ることになります。視神経の働きまで鈍ると考えられています。その結果、近視が進むだけでなく眼の老化現象である老眼や白内障も深刻化してしまいます。

眼と密接な関係にある脳の研究が進むにつれて、微弱な刺激による超音波療法の応用や効用に大いに期待ができます。

早稲田大学　名誉教授　並木　秀男

【監修者紹介】
田井千津子（たのい・ちづこ）
千葉大学医学部卒。
千葉県 花見川区にある田井小児科・眼科・心療内科 院長。
田井アレルギー科・耳鼻咽喉科 副所長（夫・田井宣光医学博士が所長）。

近視・白内障は10分でなおせる！

2018年4月30日　第1版第1刷発行
2020年4月30日　第1版第6刷発行

監修者　田井千津子
発行者　関根文範
発行所　青娥書房
東京都千代田区神田神保町2-10-27
tel.03-3264-2023/fax.03-3264-2024
印刷製本　株式会社公栄社

Printed in Japan
ISBN978-4-7906-0355-9 C0077